Athina Crane; Dr. Cordelia Eule

Wie ich der Angst den Rücken kehrte: Effektive Methoden & praktische Tipps gegen Ängste und Panikattacken

W0067770

Wie ich der Angst den Rücken kehrte

Effektive Methoden & praktische Tipps gegen Ängste und Panikattacken

Athina Crane; Dr. Cordelia Eule

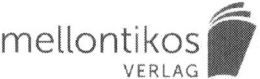

Athina Crane; Dr. Cordelia Eule
© Mellontikos Verlag
https://mellontikos-verlag.com
info@mellontikos-verlag.com

2022, 1. Auflage

Covergestaltung: Wolkenart – Marie-Katharina Becker, www.wolkenart.com
eBook-Erstellung & Buchsatz: Jana Köbel - www.jana-koebel.de

Athina Crane; Dr. Cordelia Eule; Mellontikos Verlag wird vertreten durch:
Straight - Marketing GmbH
Mittenwalderstrasse 5a
82467 Garmisch-Partenkirchen
info@mellontikos-verlag.com
https://mellontikos-verlag.com

1. Auflage 2022
ISBN: 978-3-96709-042-0

Covergestaltung: Wolkenart – Marie-Katharina Becker, www.wolkenart.com
eBook-Erstellung & Buchsatz: Jana Köbel - www.jana-koebel.de

Inhalt

Motto

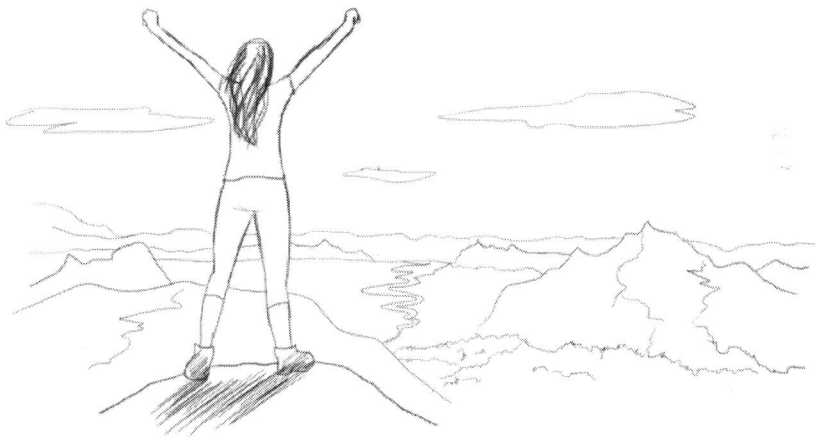

Wir sollten uns von unserer Angst dazu beflügeln lassen, über uns selbst hinauszuwachsen.

(J.C. Eule)

Einleitung

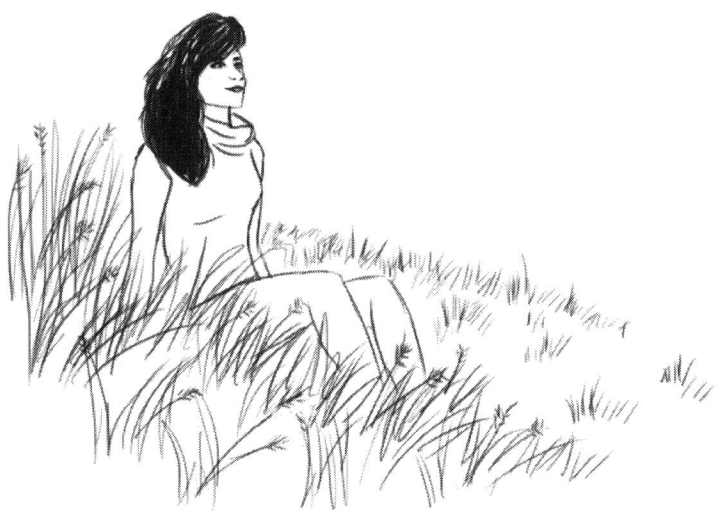

Ich bin weder ein besonders mutiger Mensch noch ein besonders ängstlicher. Auch bin ich nicht besonders abenteuerlustig. Aber als Kind wollte ich immer dabei sein und mit den anderen Kindern etwas unternehmen. Da gehörten unterschiedlichste Mutproben mit dazu, die wir als Kinder und Jugendliche machen und bestehen wollten. Die einen von uns haben die mit Leichtigkeit genommen, die anderen haben sich so gequält, dass sogar die Tränen flossen. Ich war, wie gesagt, nicht überdurchschnittlich ängstlich. Aber es gab Kinder und Jugendliche, die sehr ängstlich waren und an den kleinsten Mutproben scheiterten. Diese Kinder taten mir leid, da ich mitfühlen konnte, wie sehr sie litten. Auch wenn ich damals noch nicht wusste, wie ich mich für sie hätte einsetzen sollen. Mit zunehmendem Alter kommen neue Erfahrungen hinzu und immer mal wieder Situationen, in denen andere Hilfe benötigen. So hat sich meine Leidenschaft ergeben, Menschen, die mit Ängsten oder Panik kämpfen, zu helfen. Mich hat immer interessiert, weshalb der eine besser mit der Angst umgehen konnte als der andere.

Das Phänomen Angst fasziniert mich bis heute, ist es doch ein lebensschützendes Gefühl, das uns aber auch lebensunfähig sein lassen kann. Viele Menschen sind von kleinen Ängsten bis zu weitreichenden Angststörungen betroffen, die sie einschränken.

Damit Ihr Leben nicht von der Angst bestimmt wird, habe ich diesen Ratgeber geschrieben. Lassen Sie sich nicht klein machen. Ich möchte Ihnen Mut machen, Kraft zu schöpfen und den nächsten Schritt zu wagen.

Dieser Ratgeber gibt Ihnen im ersten Teil einen fundierten Überblick über die körperlichen und psychologischen Zusammenhänge unserer Emotionen, vor allem der Angst. Er geht den Fragen nach, wo die Gefühle herkommen, wozu sie gut sind und weshalb sie sich verselbstständigen können. Dann werden die verschiedenen Ausprägungen von Angst vorgestellt und die Therapieformen angesprochen.

Im zweiten Teil des Buches werden Ihnen Methoden vorgestellt, die entwickelt wurden, um schwerwiegende Ängste zu überwinden. Diese Methoden werden von geschultem Fachpersonal angeleitet und durchgeführt.

Im dritten Teil finden Sie demgegenüber Anregungen, die Sie selbst umsetzen können, um Ihren Ängsten auf die Schliche zu kommen und sich alternative Reaktionsmuster auf die Ängste zu erarbeiten.

Alles in allem gibt Ihnen dieser Ratgeber einen Gesamtüberblick über das Zusammenspiel von Körper, Geist und Seele im Hinblick auf Gefahren und Bedrohungen und hilft Ihnen, in der heutigen Zeit damit nicht nur gut umzugehen, sondern in Ihre Lebensfreude zurückzugelangen.

TEIL I
DIE ANGST VERSTEHEN

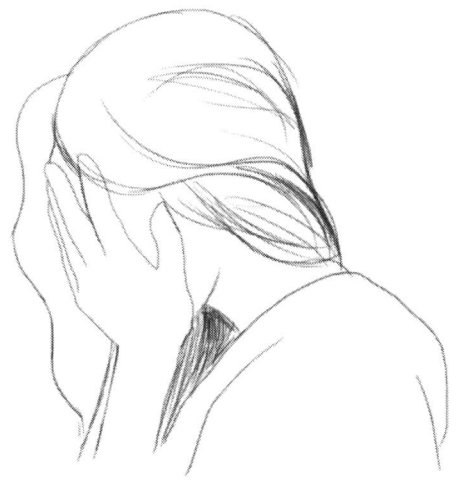

1. Was sind eigentlich Ängste und Panikattacken?

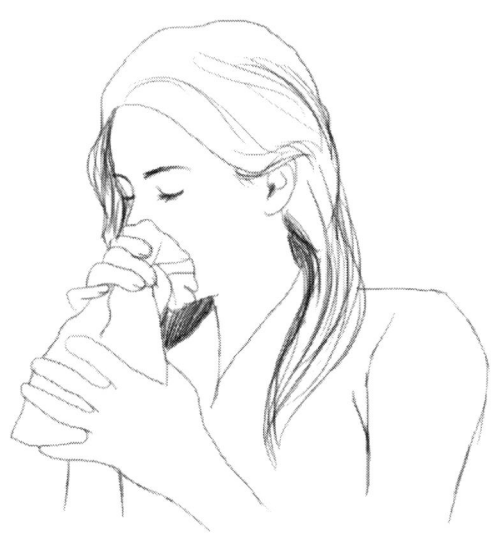

Kennen Sie das? Sie sehen einem Hochseilartisten zu und Ihnen stockt der Atem? Sie haben Angst. Um den Künstler. Gleichzeitig ist es genau diese Spannung, ob er es schafft, die Sie fesselt. Hier wird unsere Angst genutzt, um Aufsehen zu erregen. Aber es gibt noch so viele andere Situationen, in denen wir Angst haben. Berechtigte – wie wahrscheinlich bei einem solchen Spektakel. Und unberechtigte – wie beispielsweise vor Spinnen oder vor Mäusen. An letzterer können wir erkennen, dass da ein Schutzmechanismus in uns wirksam ist, der aus Urzeiten stammt und der Menschheit das Überleben gesichert hat. Haben Sie Angst, wenn Sie im Dunkeln unterwegs sind? Sehr wahrscheinlich –

oder Sie haben es bereits gelernt, gut damit umzugehen. Denn es könnte doch der Säbelzahntiger hinter dem nächsten Gebüsch auf uns lauern. Wir sprechen nicht umsonst vom Großstadtdschungel, denn auch hier finden die bösen Geschichten im Schutze der Dunkelheit statt.

Diese Urängste können sich allerdings verselbstständigen und verfolgen uns dann ohne ersichtlichen äußeren Grund. So kann aus diesem Schutzmechanismus eine Angststörung werden, die therapeutisch behandelt werden muss. Vor allem dann, wenn sie überhandnehmen, uns die Lebensfreude rauben und wir uns nicht mehr handlungsfähig fühlen. Besonders bei Panikattacken geraten die Betroffenen in einen körperlichen Zustand, der sie lähmt und nicht mehr ansprechbar sein lässt. Doch diese Panikattacken wirken auch, wenn sie gerade nicht stattfinden, denn sie können einen Kreislauf der Angst vor der Angst auslösen und die Handlungsfähigkeit der Betroffenen massiv beeinträchtigen.

Was, wenn Sie in eine Situation gelangen, die Sie nicht mehr beherrschen? Beispielsweise, wenn Ihnen schwindelig wird, während Sie einen steilen Abhang hinunterschauen? Dann stellt sich die Frage, was war zuerst: das körperliche Symptom oder die Angst? So hängt die Angst mit bestimmten Krankheiten zusammen wie Asthma. Auch hier kann sich die Angst verselbstständigen, da der Betroffene ja nicht weiß, wann beispielsweise der nächste Asthmaanfall mit der Atemnot wieder auftritt.

Angst wirkt also psychisch und körperlich. Bei manchen sind es eher unterschwellige Ängste, die sich in einer sorgenvollen Haltung äußern und darin, eher von einer negativen Entwicklung der Dinge auszugehen als von einer positiven. Andere wiederum werden von dem Angstgefühl überrascht in Form von Herzrasen, schwitzigen Händen oder zittrigen Knien. In den nächsten Abschnitten gehe ich auf beide Aspekte genauer ein.

2. Die Angst und ihr Nutzen

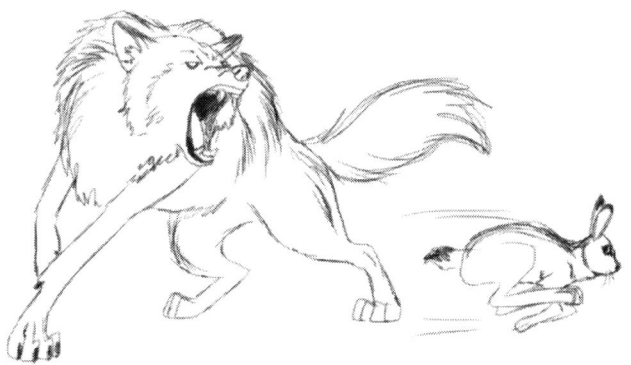

Hätten wir keine Angst, würden wir mögliche Gefahren nicht richtig einschätzen – wir fürchten uns ja nicht mehr. Wir würden vor lauter Freude von jeder Klippe ins Meer springen, wir würden schnell hinter dem Ball her auf die Straße laufen, wir würden unserem Liebsten die nackte Wahrheit unverblümt ins Gesicht sagen und uns jedem Wildfremden anvertrauen. Doch genau vor solchem Leichtsinn schützt uns die Angst. Sowohl auf körperlicher als auch auf emotionaler Ebene. Und das ist gut so.

Merkwürdiges Verhalten, ungewohnte Geräusche, unbekanntes Gelände bringen uns innerlich in Hab-Acht-Stellung. Dies wird ausgelöst von einem Teil des limbischen Systems, der Amygdala, die für unsere Emotionen und hier vor allem für unsere Ängste zuständig ist. Sie kombiniert hierbei Erinnerungen und Erfahrungen mit den passenden Gefühlen und löst die Ausschüttung der jeweils passenden Hormone aus. Im Fall von Angst und Stress sind dies Adrenalin, Noradrenalin und Cortisol. Diese mobilisieren und bündeln unsere Kräfte und Vitalität, damit wir gegebenenfalls reagieren können. So sind wir sehr viel aufmerksamer und können bei Bedarf sehr stark oder sehr schnell werden – ohne lange überlegen zu müssen. Das ist natürlich perfekt, wenn wir uns auf etwas fokussieren, was uns unbedingt gelingen soll, wie Prüfungen jeglicher Art. Gleichzeitig kann uns die Angst packen, obwohl wir heute in sehr geschützten Verhältnissen leben. Ein Unwetter kann uns kaum mehr etwas anhaben, giftige Tiere finden wir äußerst selten in unserer Umgebung, unwegsames Gelände kennen viele von uns überhaupt nicht mehr, echte Dunkelheit ebenso wenig. Hier steckt uns jedoch noch die Furcht unserer Urahnen in den Knochen. Und so manche Furcht haben wir von unseren Eltern übernommen, wenn sie sich um uns Sorgen gemacht haben, wenn wir getobt und gerauft haben oder geklettert sind. Diese Sorgen haben wir auch unausgesprochen gespürt. Sie haften noch im Erwachsenenalter an uns, wenn wir nun aufregende Dinge tun, deren Folgen wir nicht abschätzen können. So werden Ängste auch innerhalb der Familie weitergegeben und können sich verselbstständigen, obwohl sie uns eigentlich eine gewissen Form der Sicherheit bewahren sollten.

Während wir so fokussiert sind, dass uns nichts passiert, werden andere wichtige Körperfunktionen derweilen reduziert oder eingestellt. Dazu gehört beispielsweise die Verdauung oder auch die Atmung. Daher führt ein dauerhafter Zustand der Angst zu Folgeerkrankungen auf der körperlichen Ebene, die Sie vielleicht im ersten Moment gar nicht damit in Verbindung bringen würden. Doch auch darauf werde ich im weiteren Verlauf dieses Buches noch genauer eingehen.

3. Wie Angst entsteht – die Macht des Unterbewusstseins

3.1 TEUFELSKREIS DER ANGST

W enn sich die Angst verselbstständigt, dann kreisen alle Gedanken nur noch darum, was Schlimmes passieren kann. Es entsteht ein Kreislauf, in dem sich die Auslöser für die Angst und die Empfindung von Angst beständig gegenseitig bestätigen und hochschaukeln.

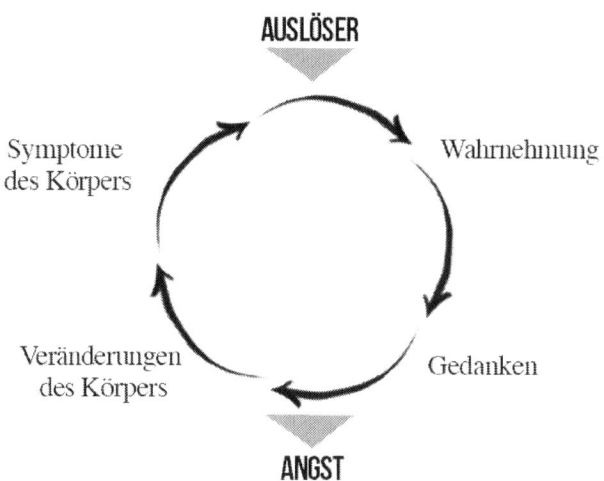

Abbildung 1: Teufelskreis der Angst (vgl. Quelle: *https://www.hogrefe.com/de/thema/teufelskreis-der-angst*)

Diese Grafik setzt das Ganze idealtypisch um. Doch irgendwann brauchen Sie keinen Auslöser mehr, der erst in Ihre Wahrnehmung gerät. Irgendwann kann alles zum Auslöser werden, Ihre Gedanken, körperliche Veränderungen, aber auch die körperlichen Symptome, die wiederum Ihre Gedanken bestätigen etc. So erleben Sie, wie sich das, worauf Sie Ihren Fokus legen, verstärkt.

Haben Sie sich schon einmal Sorgen um einen geliebten Menschen gemacht? Sie haben ihn zu einer festgelegten Zeit erwartet? Er kam aber nicht? Und war auch nicht erreichbar? Vielleicht noch zu der Zeit, als wir noch nicht alle durch unsere mobilen Endgeräte rund um die Uhr angefunkt werden konnten? Was ist damals in Ihrem Kopf herumgegangen? Welche Bilder sind dort aufgestiegen? Und wie hat sich das angefühlt?

Eine gute Bekannte von mir erzählte mir, wie sie sich einmal dabei beobachtete, wie sie sich in ihre Angst so richtig hineingesteigert hatte. Irgendwie fühlte sich ihr Herzschlag anders an als sonst. Da ihr Vater vor Kurzem einen Herzinfarkt hatte, überlegte sie, ob das erblich sei oder genetisch bedingt, und fing an, darüber im Internet zu recherchieren. Währenddessen spürte sie immer wieder in ihr Herz hinein und das wollte sich einfach nicht beruhigen. Jetzt fingen auch noch ihre Hände an zu zittern und ihre Knie wurden weich. Das Ganze ging so weit, dass sie vorsichtshalber den Notarzt rief. Der konnte allerdings auf der körperlichen Ebene nichts bei ihr finden. Er riet ihr, wenn sich dieses Gefühl wieder einstellen sollte, sich eher an schöne Erlebnisse mit ihrem Vater zu erinnern als sich den Sorgen hinzugeben.

So können wir selbst gegensteuern, wenn wir zu dem Zeitpunkt, an dem unsere körperlichen Symptome noch Warnsignale sind, diese anders bewerten. Bei meiner Freundin war wohl das veränderte Gefühl im Herzen ein Zeichen ihrer Sorge um ihren Vater, das sie allerdings auf sich selbst bezog. Sie hätte sich hier ihre Sorge eingestehen können sowie ihre Liebe zu ihrem Vater und stattdessen eine schöne gemeinsame Zeit planen können. Die Entwicklung wäre sicherlich eine ganz andere gewesen.

3.2 Unterbewusstsein

Wie die Grafik zum Teufelskreis der Angst gezeigt hat, kann auch ein Gedanke in uns Angst auslösen. Wie fühlen Sie sich, wenn in den Nachrichten von einem Unfall, einem Überfall oder einem starken Unwetter berichtet wird? Im Normalfall spitzen wir unsere Ohren, die Schultern ziehen sich ein wenig zusammen, unsere Stimme wird leiser, damit wir noch weiterhin hören können, was gesagt wird, um ja nichts zu verpassen. Unser Körper hat bereits auf das Gehörte reagiert, obwohl uns das Gesagte gar nicht persönlich betrifft. Der Unfall hat auf einer Straße im anderen Bundesland stattgefunden, der Überfall in einer 200 km entfernten Kleinstadt und das Unwetter auf der anderen Seite des Globus. Und dann beginnen unsere Gedanken zu kreisen. Vielleicht bleiben wir bei dem Thema Klimaerwärmung stecken und machen uns Sorgen um unsere Zukunft und die unserer Kinder. Neigen Sie nun zu negativen Gedanken, kann Ihnen das den ganzen Abend vermiesen. Im Bett liegen Sie noch lange wach und gehen die möglichen Szenarien durch, die auf Sie zukommen können. Steigende Energiepreise, steigende Lebensmittelkosten wären das eine. Was bedeutet das für Sie? Werden Sie im nächsten Winter frieren müssen? Dazu wird sich die Landschaft verändern. Werden Sie Ihren Urlaub in den Bergen überhaupt noch genießen können, wenn dort alles aufgrund der Trockenheit abstirbt?

Am nächsten Morgen wachen Sie gerädert auf. Und so sind Sie gereizt und bewerten die nächsten Informationen wahrscheinlich auch eher negativ und abwerten. Ihr Schutzmechanismus möchte Sie vor weiteren seelischen Belastungen schützen. Doch damit sind Sie bereits im Teufelskreis der Angst. Je länger Sie in diesem Zustand verweilen, desto mehr verwickeln Sie sich in dieser Spirale, bis sie zu einer Störung wird, die behandelt werden muss.

4. Mögliche Ursachen von Angst

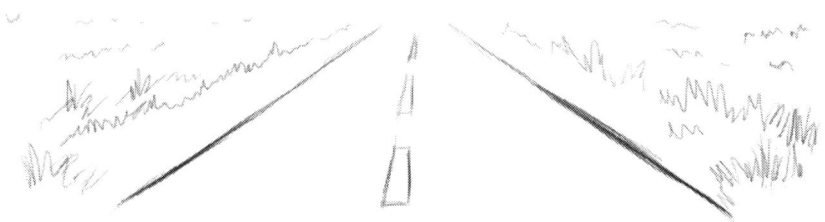

W as kann eigentlich alles Angst auslösen? Und was kann dazu füh-ren, dass sich die Angst in eine Störung, die behandelt werden muss, wandelt?

Wie bereits ausgeführt, können Erlebnisse Ängste bei uns auslösen. Bei-spielsweise haben Eltern oft Angst um ihre Kinder, wenn diese klettern oder auf dem Gehweg rennen, weil sie wissen, dass die Kinder die Situa-tion und ihre Kräfte noch nicht richtig einschätzen können und gleich-zeitig noch nicht wissen, wie sie gegebenenfalls schnell handeln können. Aus solchen Reaktionen auf unser Verhalten leiten wir selbst ab, was wir tun sollen – und können so auch lernen, in bestimmten Situationen Angst haben zu müssen. Man spricht hier sogar von erlernter Hilflosig-keit.

Wurde mir beigebracht, dass alle meine Daten auf dem PC verloren ge-hen können, wenn ich nicht aufpasse, werde ich, je mehr ich ihn benutze und auf ihn als Arbeitsgerät angewiesen bin, immer ängstlicher werden. „Hoffentlich gibt es jemanden, dem ich vertrauen kann, damit hier nichts schief geht." So könnten die Gedanken aussehen, wenn etwas Irritierendes auftritt wie eine Fehlermeldung oder ein plötzlicher Absturz. Wenn Sie jetzt nicht bereit sind, die Grundlagen für die Handhabung Ihres PC selbst zu erlernen, werden Sie abhängig bleiben von Ihrem IT-Spezialisten (und sei es Ihr Herzallerliebster). Überlegen Sie, was Sie davon haben, sich nicht selbst kümmern zu müssen und jederzeit unmittelbar unterstützt zu werden, wenn sich ein Problem meldet. Vielleicht interpretieren Sie diese Art der Hilfe als Zuwendung? Würden Sie die nicht mehr bekommen, wenn Sie sich selbstständig um die Sicherheit Ihrer Daten kümmern würden?

Schreckliche Erlebnisse in der Kindheit können jedoch ebenfalls zu anhaltenden Ängsten führen, die Sie immer wieder wie aus dem Nichts überkommen – getriggert durch ein Erlebnis im Jetzt. Vor ein paar Monaten musste Maria, die beste Freundin unserer Tochter, mit ansehen, wie ihre Schwester über ihr vom Baum auf sie herabsegelte. Dabei verstauchte sie sich leider den Arm. Das war ein großer Schreck für Maria und ich kann mir vorstellen, dass dieser Anblick immer mal wieder in ihren Träumen auftaucht. Sie konnte sich schnell davon überzeugen, dass sich ihre Schwester „nur" den Arm verstaucht hatte. Jetzt wünschen wir ihr von Herzen, dass sie den Schreck gut wegstecken wird. Andere Menschen schaffen es jedoch nicht so leicht, beunruhigende Erlebnisse zu verarbeiten. Dann spricht man von einem Trauma. Viele Flüchtlinge, die den weiten Weg über das Mittelmeer zu uns zurückgelegt haben, berichten davon. Gewalt in der Familie, sexuelle Übergriffe bis hin zur Vergewaltigung, Selbstmord eines Elternteils, Kriegserlebnisse, Zusehen, wie andere verhungern und verdursten. Doch auch ohne körperliche Gewalt können anhaltende Angstzustände hervorgerufen werden, wenn das Selbstwertgefühl beständig untergraben wird durch Beschimpfungen und Verdächtigungen.

Neben diesen traumatischen Erlebnissen führen auch anhaltende Spannungszustände wie Stress am Arbeitsplatz, eine konfliktbeladene Partnerschaft oder anhaltender finanzieller Mangel zu Ängsten. Diese verändern den Menschen sowohl emotional als auch körperlich. So konnte nachgewiesen werden, dass sich die zuständigen Bereiche im Gehirn verändern, die unter anhaltender Angst leiden. Das Zusammenspiel aus Emotionen, Stimmung und körperlichem Befinden sollten wir nicht unterschätzen. Das Schöne ist, dass wir es sowohl in die negative als auch in die positive Richtung aktiv verändern können. Eine Idee davon möchte ich Ihnen mit diesem Buch geben.

Angst kann auch durch die Einnahme bestimmter Substanzen ausgelöst werden. Von Drogen kennen wir das. Tatsächlich zählen jedoch auch bestimmte Medikamente dazu wie Psychopharmaka. Das Traurige ist, dass hierbei eine psychische Erkrankung gelindert und gleichzeitig ein neuer belastender Zustand hervorgerufen wird. Sollten Sie davon betroffen sein, sprechen Sie Ihren Arzt oder Therapeuten darauf an, dass Sie einen Zusammenhang zwischen Ihrer ängstlichen Stimmung und dem Präparat vermuten, das er Ihnen verschrieben hat. Er kann dann prüfen, ob es ein alternatives Medikament gibt, das er Ihnen empfehlen kann, und Ihnen auch bei Ihrem Umgang mit der Angst helfen.

5. Was im Körper geschieht, wenn Sie Angst haben

Angst entsteht durch ein Ereignis außerhalb von Ihnen. Sie hören, sehen oder fühlen etwas, das ein ungutes Gefühl in Ihnen auslöst. Doch wie funktioniert dieser Prozess?

Ihre Großhirnrinde gleicht die Empfindung mit Ihren Erlebnissen aus der Vergangenheit ab und interpretiert sie. Bewertet sie das Wahrgenommene als gefährlich, dann alarmiert sie das limbische System. Dieses ist zusammen mit der Amygdala und dem Hippocampus für unsere Gefühle zuständig. Von ihnen geht ein Signal an den Hypothalamus, der wiederum mit dem Nebennierenmark verbunden ist, wo jetzt die Stresshormone Noradrenalin, Adrenalin, Kortison und Kortisol produziert und ausgeschüttet werden. Im absoluten Notfall springt die Amygdala sofort an und löst die Stressreaktionen aus.

Dadurch sind Sie wacher und aktiver. Bereit zum Kampf oder zur Flucht. Ihr Herz ist angeregt, Ihr Atem geht schneller und wird gleichzeitig flacher. Ihr Körper unterstützt Sie also, damit Sie reaktionsbereit sind. Wenn Ihr Herz schneller schlägt, dient das dazu, die Muskeln für den flinken Sprint oder den gezielten Faustschlag besser zu durchbluten. Gleichzeitig wird mehr Sauerstoff in Ihr Blut gepumpt, die Bronchien weiten sich, damit Sie im Kampf oder auf der Flucht länger durchhalten können. Diese neurobiologischen Vorgänge haben der Menschheit das Überleben gesichert.

Auch heute noch ist daher Angst ein wichtiger Schutzfaktor für uns. Springt die Amygdala jedoch vorzeitig an, so reagieren wir ohne echten

Grund. Je bewusster wir damit umgehen, desto besser können wir das aber auch reflektieren und somit reduzieren.

Da die Amygdala das sympathische Nervensystem wachruft, ist Ihr Organismus jetzt auf Action ausgerichtet und im Überlebensmodus. Sämtliche Funktionen, die nicht unmittelbar benötigt werden, werden heruntergefahren. So verengen sich die Blutgefäße der Haut und der inneren Organe, was deren Verletzlichkeit reduziert. Das Blut wird dicker. Einerseits wird der Stoffwechsel beschleunigt und die eingelagerten Fettreserven werden genutzt, damit Sie ausreichend Energie haben, andererseits werden der Appetit und die Verdauung stillgestellt, denn dafür ist gerade keine Zeit. Entsprechend nimmt auch der Speichelfluss ab, der Speichel selbst wird zähflüssig. Harndrang und Stuhlgang pausieren. Lust auf Sex ist gerade nicht existent. Stattdessen weiten sich die Pupillen, damit Sie möglichst viel wahrnehmen können. Müdigkeit empfinden Sie für eine Weile nicht mehr. Die Gefahr macht Sie wach und stimuliert Sie, sodass Sie unruhig und nervös werden. Ist der Schock vorbei, reguliert das parasympathische Nervensystem die Vorgänge wieder, sodass das Gleichgewicht von Kreislauf, Stoffwechsel und Verdauung wieder einkehren kann.

Die Angst beginnt mit dem Schock. Wir kennen das alle. Zuerst sind wir völlig starr und handlungsunfähig. Uns bleibt kurz die Luft weg. Tatsächlich verengt sich die Luftröhre und auch die Bronchen ziehen sich zusammen. Das Herz weiß noch nicht, ob es weiterschlagen soll und, wenn ja, wie schnell. Dadurch gelangt weniger Sauerstoff ins Gehirn, eine Ohnmacht kündigt sich an. Gleichzeitig verkrampft sich der Magen und Ihnen wird schlecht. Auch die Muskulatur erschlafft, weshalb Sie weiche Knie bekommen Sie müssen ganz schnell auf die Toilette und sich erleichtern. Tränen, ein Kloß im Hals, Leere im Kopf – mit dieser kurzen Phase des Innehaltens startet das eigentliche Programm, das im vorherigen Absatz beschrieben ist. Es ist wie eine Orientierungsphase. Einmal alles lockerlassen, um dann voll loszulegen.

Nutzen Sie jetzt das Potenzial nicht, das Ihnen der Sympathikus durch die Aktivierung von Herz, Atmung und Muskulatur zur Verfügung stellt, fühlt sich das Ganze sehr beschwerlich an. Es kann sogar zu einer Panik kommen. Der beschleunigte Herzschlag kann sich in Herzrasen wandeln und von einem Herzstolpern begleitet werden, wenn das Zusammenspiel von Sympathikus und Parasympathikus durcheinandergerät. Vielleicht haben Sie vor Schreck den Mund geöffnet und atmen jetzt durch den Mund. Dadurch werden die Schleimhäute trocken, ist doch der Speichelfluss reduziert. Gleichzeitig nehmen Sie zu viel Sauerstoff auf, den Sie nicht verarbeiten können, weshalb Sie Druck auf der Lunge empfinden können und Schwindel. Die angespannten Muskeln verursachen Zittern und einen unsicheren Stand. Der verkrampfte Magen führt zu Übelkeit, die innere Unruhe zum Schweißausbruch. Zusätzlich können Sie Flimmern vor den Augen haben, Ohrgeräusche oder taube Finger und Zehen, was wiederum alles an dem erhöhten Blutdruck bei gleichzeitiger Verengung der Blutgefäße liegt. Sie sehen, wenn das, was Ihr Organismus Ihnen zur Verfügung steht, nicht abgerufen wird – also in Kampf oder Flucht investiert wird – dann kommt es zu Überreaktionen und negativen Begleiterscheinungen.

Beruhigt sich alles wieder, werden Sie merken, wie dieser Turbo Sie angestrengt hat. Sie werden in dem aufgepeitschten Zustand noch ein wenig nachhängen und eventuell Durchfall bekommen, Übelkeit empfinden oder sogar unter Brechreiz leiden. Sympathikus und Parasympathikus brauchen noch etwas Zeit, sich wieder einzupendeln. Vergessen Sie nicht, was gerade passiert ist und wodurch es ausgelöst wurde. Und erinnern Sie sich noch lange daran, wie gut Sie von Ihrem Körper unterstützt wurden, einer Gefahr – auch einer seelischen – zu entkommen.

6. Warnsignale und Symptome von Angst

An sich ist Angst also tatsächlich etwas Gutes. Unser Körper arbeitet immer mit uns zusammen. Doch ist es wichtig, möglichst frühzeitig auf die Signale des Körpers – als die der Angst – zu reagieren, damit sie nicht immer stärker werden müssen und sich schließlich verselbstständigen. Denn es ist immer schwieriger, aus einer verfahrenen Situation herauszufinden, als sie überhaupt zu vermeiden. Dieses Buch kann allerdings keinen Arzt oder Therapeuten ersetzen, vor allem wenn die Angst bereits Ihr täglicher Begleiter ist und Sie inzwischen nicht mehr aktiv am „normalen" Leben teilnehmen können. So gibt es Menschen, die nicht mehr zum Zahnarzt gehen, obwohl sie es längst hätten tun sollen. Oder die Verabredungen immer wieder aus fadenscheinigen Gründen verschieben, nur um nicht von sich erzählen zu müssen. Wenn es Ihnen auch so geht, dann wenden Sie sich bitte an Ihren Hausarzt oder gehen Sie in die psychiatrische Notaufnahme. Holen Sie sich Hilfe – die bekommen Sie nur, wenn Sie sich unter Menschen trauen. Doch nur so können Sie ihre – unbegründeten – Ängste auch wieder loswerden.

Welche Warnsignale erhalten Sie nun von Ihrem Körper, wenn die Angst im Anmarsch ist? Das kommt darauf an – welcher Typ Sie sind. Erstarren Sie? Dann zählen Sie zum Schrecktyp. Laufen Sie lieber davon? Dann gehören Sie zum Fluchttyp. Gehen Sie jedoch in den Angriff über, dann dürfen Sie sich zum Kampftyp zählen. Es geht herbei nicht um eine Bewertung, sondern lediglich um eine Differenzierung. Sie können sich dadurch selbst besser kennenlernen und verstehen, warum andere anders reagieren und warum andere auf Ihr Verhalten eventuell irritiert reagieren – eben wie die dann einem anderen Typus zuzurechnen sind und aus ihrer Warte heraus agieren und urteilen. Welcher Typ Sie sind, wird wohl schon im Mutterleib entschieden. Doch können wir im Laufe unseres Lebens aufgrund unserer Erfahrungen den Typus wandeln oder zu dem einen Aspekte des anderen hinzuholen.

Als Schrecktyp agieren wir aus dem parasympathischen Nervensystem heraus. Alles ist genau umgekehrt, als es klassischerweise erwartet würde. Unser Organismus geht auf Stillstand. Der Parasympathikus hat das Ruder übernommen. Kein Herzrasen und schneller flacher Atem, stattdessen langsamer Herzschlag, niedriger Blutdruck, niedrige Körpertemperatur, Übelkeit, weiche Knie, Schwindel, Benommenheit, Hilflosigkeit, Gefühl der Ohnmacht bzw. ohnmächtig zu werden. Für die Menschen, die dem Kampf- oder Fluchttyp angehören, aktiviert deren Organismus sämtliche Funktionen, die sie reaktionsbereit, stark und schnell werden lassen. Hält die Anspannung länger an, kann das zu Nervosität und zu Verstopfung führen.

Gerät die Angst aus den Fugen, kann das an weiteren biochemischen Vorgängen in Ihrem Körper liegen. Auch wenn der Hormonhaushalt im Normalfall wunderbar ausgeklügelt und ausgeglichen ist, so kann es doch zu einem Ungleichgewicht kommen, das wir unmittelbar zu spüren bekommen. Hierbei spielen die Neurotransmitter eine wichtige Rolle, die die Informationen von den Nervenzellen in die jeweilige Schaltzentrale im Gehirn senden. Hierzu gehören das Noradrenalin, das Serotonin sowie der GABA-Neurotransmitter. Dies kann beispielsweise durch Medikamente hervorgerufen werden, die den Serotoninspiegel oder auch die Aufnahme von Noradrenalin im Gehirn verändern. Bei anhaltendem Stress oder Panikanfällen kann es sein, dass Sympathikus und Parasympathikus gleichzeitig aktiv sind, was den gesamten Organismus wiederum stresst, denn es handelt sich hierbei ja um Gegenspieler. Normalerweise gleicht der eine den anderen aus. Arbeiten sie gleichzeitig, ist das Ungleichgewicht vorprogrammiert. Vermeiden Sie nun die Situationen, in denen Sie Angst bekommen könnten, verstricken Sie sich noch weiter, denn das System kommt so nicht mehr zur Ruhe. Allein auf emotionaler Ebene können Sie so nicht erleben, dass Sie eigentlich gar keine Angst zu haben brauchen. Ihr Körper bleibt also in der Anspannung, um Ihnen immer den nötigen Schutz bieten zu können. Nur wenn Sie den negativen Erlebnissen immer mehr positive entgegensetzen, können Sie den Kreislauf stoppen und aus der Angstspirale ausbrechen. Dann können Sie emotional und körperlich entspannen und wieder zur Ruhe kommen.

Eine Panikattacke ist eine extreme Form der Angst, die scheinbar ohne einen äußeren Auslöser auftritt und den Betroffenen innerhalb weniger Sekunden vollkommen handlungsunfähig macht. Für ihn stellt sich dann die Frage, warum das passiert ist. Die Fachleute wissen inzwischen, dass eine Panikattacke eben nicht „aus heiterem Himmel" entsteht, sondern einen langen seelischen Leidensweg voraussetzt. Ein hoher Leistungsdruck, Belastung am Arbeitsplatz, Trennung vom Partner oder die Betreuung eines kranken Elternteils können dazu führen, dass wir die bisherigen Warnsignale unseres Körpers solange nicht richtig wahrnehmen, bis er immer deutlicher wird. So eine Panikattacke ist sehr deutlich. Deutlicher als Nervosität, Schwierigkeiten beim Einschlafen, Konzentrationsstörungen, Appetitlosigkeit oder anderes. Spätestens jetzt sollten Sie innehalten und auf Ihre ganz persönlichen Bedürfnisse achten. Vielleicht liegt hinter der vorangegangenen Belastung auch eine falsche Ausrichtung im Job, eine Sehnsucht nach einer erfüllenderen Beziehung oder nach einem Neuanfang in anderen Bereichen. Stellen Sie jetzt Ihre Selbstfürsorge an oberste Stelle. Offensichtlich haben Sie sich lange genug hintenangestellt. Seien Sie es sich wert!

Etwas anderes ist eine Panikstörung. Bei den davon betroffenen Menschen treten Panikattacken immer wieder auf und werden zudem von großer Angst und panischen Vorstellungen begleitet. Bilder von Katastrophen schießen ihnen durch den Kopf. Dies kann nicht nur die kurze Zeit einer Attacke anhalten, sondern sogar über mehrere Stunden hinweg. Die Betroffenen fühlen sich dem Geschehen absolut ausgeliefert und stehen Todesängste aus. Die körperlichen Symptome gleichen denjenigen der Panikattacke bzw. des Schrecks, doch sie werden eben noch ergänzt durch die psychischen Ausprägungen, die das Ganze so unerträglich machen, wie Todesangst, Kontrollverlust, Bilder von Katastrophenszenarien sowie einem Gefühl der Entfremdung der eigenen Person gegenüber. Lassen sich die Betroffenen in einer Klinik untersuchen, werden zumeist keine körperlichen Symptome mehr entdeckt. Bitte erzählen Sie daher ebenfalls von Ihren extremen Angstgefühlen, damit die Mediziner Ihre Situation richtig einschätzen können. Nur so können sie Ihnen die notwendige Unterstützung und Therapie zukommen lassen.

Ich möchte Sie auch bitten, sich so schnell wie möglich Hilfe zu holen. Viele Betroffene ziehen sich stattdessen zurück und entwickeln parallel dazu eine sog. Agoraphobie, eine Angst, unter Menschen zu gehen. So entziehen sie sich dem sozialen Miteinander und geraten immer mehr aus dem normalen Lebensrhythmus. Sie versuchen sich dann mit Beruhigungstabletten abzulenken und beginnen zu trinken. Sie können sich vorstellen, welche Negativspirale damit anfängt. Sie sind dann mitten in der „Angst vor der Angst" – lassen Sie es bitte gar nicht erst soweit kommen!

7. Die „Angst vor der Angst"

Manchen Menschen ist das Gefühl der Angst so vertraut, dass sie beginnen, in allen Dingen Gefahren zu vermuten. So könnten sie auf der Treppe stolpern und sich den Fuß verstauchen oder die Kaffeetasse mit dem heißen Getränk fallen lassen und sich verbrühen. Jemand könnte ihren Brief falsch verstehen oder erst gar nicht bekommen. Im Urlaub könnten sie sich einen Magen-Darm-Infekt einfangen und krank werden. Sie bekommen zunehmend Angst vor der Angst und schränken sich dadurch immer mehr ein. Sie realisieren, dass das Leben lebensgefährlich ist, wissen aber nicht mehr, wie sie damit kraftvoll umgehen können.

Noch schlimmer wird es, wenn schon das ein oder andere Mal eine Panikattacke aufgetreten ist. Der oder die Betroffene rechnet dann jederzeit damit, dass die nächste Attacke kommt. Da das Charakteristische an einer Attacke eben ist, dass sie wie aus heiterem Himmel kommt, ist die Angst davor absolut berechtigt. Doch die sog. Erwartungsangst, die sich daraus bildet, ist sehr anstrengend.

Um dieser Angst begegnen zu können, ist es wichtig, sie als solche zunächst zu erkennen. Lernen Sie also zwischen einer Angst und einer Erwartungsangst zu unterscheiden. Die Erwartungsangst ist ein latentes Gefühl der Unsicherheit, was als nächstes passiert, das Sie unterschwellig bei allem begleitet, was Sie tun oder unternehmen. Sie wollen schließlich nicht noch einmal erleben, wie die Kollegen auf der Arbeit erschrecken und nicht wissen, was sie tun sollen. Sie wollen weder anderen Angst einjagen noch Ihre Arbeit vernachlässigen. Sie wollen auch keinen Unfall bauen und schon gar nicht andere in einen Unfall verwickeln. In einer solchen Situation beginnen viele, sich zurückzuziehen. Sie melden sich schneller krank als andere. Sie verlassen nur noch ungern allein das Haus. Sie gehen nicht mehr ins Kino oder ins Theater. Sie treffen sich nur noch selten mit Freunden. Sie schlafen ebenso ungern allein in einem Zimmer. So vermeiden sie nach Möglichkeit Situationen, in denen sie bei einer Attacke allein wären oder andere mit gefährden könnten.

Je öfter die Panikattacken auftreten, desto eher spricht man von einer Panikstörung. Vor allem, wenn sie in unterschiedlichen Situationen entstehen. Mitunter treten sie jedoch auch in Zusammenhang mit bestimmten Auslösern auf, die als Phobien bezeichnet werden. Also bei Platzangst oder der Angst vor Spinnen.

Beim Erkennen der Angst vor der Angst geht es ganz schlicht um die Wahrnehmung derselben. Die Kunst ist, sie nicht zu beurteilen. Denn erst durch unsere Urteile machen wir unsere Emotionen groß und erlauben ihnen, sich unserer zu ermächtigen. Wenn wir sie nur wahrnehmen und spüren, dann passiert nichts weiter. Dann verschwindet das Gefühl nach ein paar Minuten wieder. Je öfter Sie das üben, desto leichter fällt es Ihnen, Ihre Angst als etwas anzunehmen, das zu Ihnen gehört, aber keine Macht (mehr) über Sie hat.

Um die Erwartungsangst besser identifizieren zu können, machen Sie sich doch einmal eine Liste all der Dinge, die Sie gern tun. Wie sieht es damit aus, Freunde zu treffen? Und was unternehmen Sie gern mit ihnen? Einen Waldspaziergang? Einen Kneipenbesuch? Einen Theater- oder Kinobesuch? Reisen Sie gern? Welche Art von Reisen? Gehen Sie gern shoppen? Kleidung, Kosmetika, Schmuck, Bücher? Treiben Sie gern Sport? Drinnen oder draußen? Mit anderen? Mit mehreren oder eher nur mit ein oder zwei anderen? Spielen Sie ein Instrument? Spielen Sie Theater? Sind Sie in der Gemeinde aktiv? – Oder würden Sie dies alles gern machen und verbieten Sie es sich, weil ja eine Attacke lauern könnte?

Was, wenn Sie sich von Ihrer Erwartungsangst nicht mehr ins Bockshorn jagen ließen?

Ja, was hier so etwas flapsig klingt, soll Ihnen aufzeigen, dass Sie noch immer die Entscheidungsfreiheit haben, wie Sie handeln möchten. Und ja, dazu gehört Mut. Richtig viel Mut. Höchstwahrscheinlich so viel Mut, wie Sie ihn sich gerade gar nicht zutrauen. Doch, ganz ehrlich, das ist das Einzige, was ihnen gerade hilft. Seien Sie so mutig und stehen Sie zu Ihren Bedürfnissen! Ja, auch zu Ihren Ängsten! Aber lassen Sie sich nicht von Ihren Ängsten leiten. Sie merken ja, wie sehr sich dadurch Ihr Lebensradius reduziert. So ist doch Ihr Leben wirklich nicht lebenswert, oder?

Wie begegnen Sie Ihrer Angst? Sie nehmen sie liebevoll in den Arm und machen einen Plan mit ihr. Wie wäre es, wenn Sie Ihren Lebensradius peu à peu wieder weiten würden? Erlauben Sie Ihrer Angst dabei, Sie weiterhin zu beschützen, aber bitte nicht zu begrenzen. Wenn Sie also nun endlich mal wieder mit dem Bus durch die Stadt fahren, halten Sie einen Platz für sie neben sich frei und freuen Sie sich mit ihr über all die schönen Dinge, die es zu sehen gibt. Wovor hatten Sie noch Angst? Ach, das ist gerade gar nicht mehr wichtig… Planen Sie auf diese Weise kleine Ausflüge, kleine Schritte, die immer größer werden dürfen. Gönnen Sie sich das Erfolgserlebnis, wieder Herr der Lage und Ihrer Gefühle zu sein. Freuen Sie sich über jeden noch so kleinen Fortschritt und feiern Sie sich entsprechend! Auch Ihnen liegt das Leben zu Füßen!

8. Die verschiedenen „Gesichter" der Angst

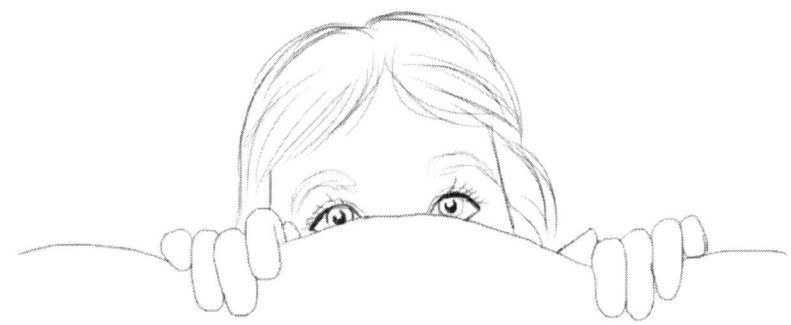

Um mit unseren Ängsten besser umgehen zu können, ist es wichtig, sie richtig einzuordnen. Wovor habe ich wirklich Angst? Und kann ich aktiv daran etwas verändern? Diese beiden Fragen sind elementar für den Umgang mit der Angst. Daher möchte ich Ihnen im Folgenden verschiedene Ausprägungsformen der Angst vorstellen. Bitte prüfen Sie für sich, welche auf Sie zutrifft. Bewerten Sie das nicht. Es geht zunächst einfach darum, den Ist-Zustand zu erfassen: „So ist es. Daran möchte ich etwas ändern. Punkt."

8.1. UNTERSCHEIDUNG REALE/KEINE BEDROHUNG

Wir Deutschen scheinen für Ängste besonders anfällig zu sein. So weisen es zumindest Studien des Soziologen Heinz Bude nach.[1] Wir machen

---

1   Vgl. Bude (2014)

uns sehr viele Gedanken über das Geschehen in der Welt und beziehen vieles davon auf uns, egal, ob das nun realistisch ist oder nicht. So haben die terroristischen Anschläge der vergangenen zwanzig Jahre – oder besser seitdem das World Trade Center dem Erdboden gleich gemacht wurde – in vielen von uns eine unterschwellige Angst vor Terrorismus hervorgerufen, selbst bei denjenigen, die damit noch gar nicht persönlich in Berührung gekommen sind. Die Bilder im Fernsehen reichen aus, um diese Gefühle in uns zu stimulieren. Politischer Extremismus ist auch etwas, wovor viele sich fürchten. Schlechte Nahrungsmittel bis hin zu Naturkatastrophen stehen ebenfalls auf der Liste an Ängsten, die Heinz Bude herausgearbeitet hat.

Scheinbar brauchen wir die Auseinandersetzung mit schwierigen Situationen, um unsere inneren Widerstandskräfte zu aktivieren. Ich stelle es mir wie mit dem Immunsystem vor: Wenn wir als Kinder nicht ab und zu eine Erkältung haben, dann kann unser Immunsystem nicht reifen, um uns schließlich wirklich schützen zu können. Weil wir aber heute in einer sicheren Welt leben, fehlen uns die Erlebnisse der Selbstwirksamkeit. Daher suggeriert uns unser Unterbewusstsein beständig, da wäre etwas, mit dem wir nicht umgehen können – vor dem wir Angst haben müssen.

Zusätzlich haben Globalisierung und Digitalisierung unser Leben entgrenzt. So viele neue Perspektiven und Eindrücke sind möglich, für die uns oft Referenzpunkte in unserem eigenen Erfahrungshorizont fehlen. Da verwundert es nicht, wenn wir Ausländern gegenüber solange skeptisch begegnen, bis wir sie näher kennengelernt haben und erfahren durften, dass auch sie nach einem harmonischen Zusammenleben streben. Oder fremde Essgewohnheiten, Religionen, politische Systeme – mit so vielen Dingen sind wir konfrontiert, deren Auswirkungen wir nicht begreifen können. Durch die wirtschaftlichen Verbindungen aber kommen wir damit eben doch in Kontakt, ob wir wollen oder nicht.[2]

---

2   Vgl. Gieselmann; Smailovic (2017)

Wenn wir dann noch den Fernsehkonsum hochkurbeln, uns vermehrt in den Sozialen Medien tummeln und immer weniger mit unseren Freunden und Nachbarn austauschen, dann lassen wir uns zunehmend von der Wahrnehmung anderer beeinflussen. In Zeiten gesellschaftlicher Einschränkungen, um die Pandemie zu bewältigen, sind dies naheliegende Handlungsweisen – doch wir sollten immer gewahr sein, ob uns das gut tut oder ob beispielsweise Fernsehen und Radio ein Gefühl der Angst bei uns auslösen. Denn Angst entwickelt eine Eigendynamik, der wir schließlich unterliegen. Doch genau das wollen wir nicht. Daher sollten wir uns immer im Klaren darüber sein, welche Informationen wir in unser Leben und somit in unsere Gefühlswelt lassen.

Machen Sie es sich also bitte zur Aufgabe, genau zu unterscheiden, ob sich Ihre Angst auf eine reale Bedrohung bezieht oder nicht. Bleiben Sie bei einer realen Bedrohung handlungsfähig! Bei einer gefühlten gelassen.

8.2. ANGSTSTÖRUNGEN

Von einer Angststörung spricht man, wenn der Betroffene immer wieder in einem Zustand von Angst ist, ohne dass es dafür einen äußeren Auslöser gibt, der auch für andere nachvollziehbar wäre. Dieser anhaltende Alarmzustand kostet sehr viel Energie und schwächt den gesamten Organismus. Dadurch kommt es je nach Typ zu Magenbeschwerden, Schlafstörungen, Herzklopfen, Schwitzen, Schwindel oder anderen Erscheinungen. So zählt sie zu den Krankheitsformen wie Depression oder Burnout und muss medizinisch und therapeutisch behandelt werden.

Die Kriterien für eine krankhaft veränderte Form der Angst sind die fehlende reale Bedrohung, die lange Dauer, das häufige Auftreten und die starke Ausprägung, die körperlichen Symptome, der Kontrollverlust, wenn die Angst einen überkommt, das Fehlen einer Strategie, wie die Angst integriert werden kann, die Angst schließlich vor der Angst, das Unständnis, wie die Angst entstehen konnte, die Zunahme von Vermeidungsstrategien, das zunehmende Einigeln, der immer kleiner werdende Lebensradius, der große Leidensdruck.

Die Fachleute sprechen von diversen Angststörungen, zu denen die Platzangst (Agoraphobie), die Panikstörung, die generalisierte Angststörung, soziale Phobien, Erwartungsängste, Ängste als Teil bestimmter psychischer Störungen sowie Ängste vor Erkrankungen dazugehören. Dabei fängt die Erkrankung an einer Angststörung schleichend an. Vielleicht ausgelöst durch einen Unfall, den Verlust eines geliebten Menschen, die Kündigung einer nahestehenden Person steigt die Unsicherheit. Was könnte noch alles passieren? Wenn dem das passiert, warum sollte mir das nicht auch drohen? Innere Unruhe wird zu Nervosität. Schlechter Schlaf lässt den Tag nur mit großem Kraftaufwand überstehen. Ein flauer Magen führt zu Appetitlosigkeit, zu Schwindel und zu Mattigkeit. Es entsteht eine Negativspirale aus Emotionalität und körperlichen Symptomen, bei denen immer unklarer wird, was zuerst war und was zuerst angegangen werden sollte. Habe ich Angst, weil ich einen Unfall hatte? Oder hatte ich einen Unfall, weil ich Angst hatte? Das Gedankenkarussell nimmt an Fahrt auf. Die Leistungen bei der Arbeit werden immer schlechter, Meinungsverschiedenheiten in der Partnerschaft eskalieren immer schneller, der Selbstwert sinkt in den Keller. Und wissen Sie was? Es sind etwa 13-14 % der Erwachsenen in Deutschland von krankhaften Angststörungen betroffen. In meinen Augen eine erschreckend große Zahl. Zeit, das Thema anzugehen!

Was tatsächlich die Auslöser sind, ist vielfach noch unklar. Einerseits kann es ein sehr schwaches Selbstwertgefühl sein, andererseits können sie von Erkrankungen überlagert werden wie beispielsweise einer Depression, wodurch die Angststörung nicht richtig diagnostiziert werden kann.

8.3. ZWANGSSTÖRUNGEN

Zwangsstörungen sind psychische Erkrankungen, die sich in zwanghaft ausgeführten Handlungen (Aufräumen, Hände waschen, Putzen etc.) oder in zwanghaften quälenden Gedanken äußern. Sie sind sehr belastend für die Betroffenen, sind diese doch klar bei Bewusstsein, können sich aber gegen die Handlungen oder Gedanken nicht aus eigener Kraft wehren. Zumeist stehen ihre Gedanken im absoluten Gegensatz zu dem, was sie in ihrem Leben für richtig halten, oder sie geraten in eine innere Lähmung, weil sie sich vor lauter Grübeln zu nichts mehr entscheiden können.

Für Außenstehende ist sehr schwer nachvollziehbar, was die Betroffenen treibt. Es ist eine diffuse Angst davor, einer Gefahr ausgeliefert zu sein. Gleichzeitig wissen sie selbst, dass das, was sie dagegen tun, sie nicht davor schützt. So sind sie zumeist innerlich sehr angespannt und unruhig. Die Handlungen können über Stunden hinweg anhalten und das Leben des Betroffenen massiv beeinträchtigen. Da sie selbst wissen, dass ihnen ihr Tun nicht weiterhilft, sie aber gegen den inneren Drang nichts unternehmen können, schämen sie sich für das, was da mit ihnen passiert. Daher fällt es ihnen auch schwer, sich anderen Menschen anzuvertrauen oder sich gar Hilfe zu holen.

Auch wenn sie schon kontrolliert haben, ob sie den Herd wirklich ausgestellt haben, müssen sie nochmal und nochmal nachsehen. Sie selbst sind so klar bei Verstand, dass sie wissen, dass diese Kontrolle nicht mehr nötig ist, und doch treibt es sie immer wieder um, ob sie wohl den Herd abgestellt haben. So führt die Zwangsstörung aus sich heraus zu einer starken Verunsicherung und einem immer geringer werdenden Selbstwertgefühl.

Jemand, der unter einer Zwangsstörung leidet, möchte unbedingt Schaden vermeiden. Das führt mitunter zu dem bekannten Putzfimmel. Ursächlich wollen sie niemanden anstecken, bekommen dann aber selbst Angst und Ekel vor Erregern oder Inhaltsstoffen von Wasch- und Putzmitteln oder anderen Substanzen. Ein Teufelskreis hat begonnen, der mithilfe von Ritualen besänftigt werden soll – was aber einfach nicht gelingen will.

Könnte es sein, dass ich jemanden überfahren habe? Könnte es sein, dass ich das Wasser in der Badewanne nicht abgestellt habe und jetzt das Bad überschwemmt? Könnte es sein, dass ich die Balkontür nicht zugemacht habe und jetzt jemand bei mir einbricht? Könnte es sein, dass ich eine Kerze habe brennen lassen und jetzt die Wohnung zu brennen beginnt? Schlimme Gedanken, belastende Gefühle. Vielleicht helfen da Rituale oder magische Handlungen? Vielleicht hilft es, alles immer auf dieselbe Weise zu tun und das Ergebnis ganz bestimmt zu kontrollieren?

Bei Zwangsstörungen geht man eher als bei anderen Formen der Angst von einer genetischen Vorbelastung aus, wenn ein oder sogar beide Elternteile davon betroffen sind. Allerdings überträgt sie sich nicht bei allen Kindern. Daher kann es auch sein, dass eine Zwangsstörung erlernt ist, weil dieses Verhalten in der Familie so kennengelernt wurde. Bei manchen Betroffenen senden bestimmte Hirnareale zu viele falsche Signale aus (sind hyperaktiv). Werden sie medikamentös richtig eingestellt, so lassen die Zwangshandlungen nach. Bei anderen Betroffenen entwickelt sich die Zwangsstörung als Begleiterscheinung einer Gehirnerkrankung. Auch Alkoholismus kann eine Zwangsstörung auslösen.

Ein übervorsichtiger und strenger Erziehungsstil kann die Veranlagung zu einer Zwangsstörung verstärken, da die Gefühle von Unsicherheit und geringem persönlichem Wert ständig geschürt werden. So kann das Kind versuchen, sich durch besonders hohen Perfektionismus vor Kritik und Ablehnung zu schützen, wonach der Übergang zu einer Zwangshandlung nicht mehr weit ist. Auch ein einmaliges einschneidendes Erlebnis, das mit Ohnmachtsgefühlen einherging, kann der Auslöser einer

Zwangsstörung sein. Das zwanghafte Handeln dient dann dazu, wieder Kontrolle zu gewinnen über eine Situation, die schlichtweg unkontrollierbar ist (ein schwerer Unfall, der plötzliche Tod eines Elternteils, sexuelle Gewalt etc.). Insgesamt scheint ein schwaches Selbstwertgefühl ein guter Nährboden für innere Zwänge darzustellen. Ängstlichkeit, Schüchternheit, Demut führen dann im Ernstfall zu abwertenden Gedanken über sich selbst, die nicht mehr zu kontrollieren sind. So zeigt sich, dass sich die Zwangsstörung langsam entwickelt, von einer bestimmten charakterlichen Ausgangslage über ein eingeübtes Verhalten, das sich immer mehr verselbstständigt, bis hin eben zu einer zwanghaften Handlungsweise, die automatisiert abläuft.

Eine Störung kommt in diesem Fall selten allein. Und externe Hilfe ist auf jeden Fall angeraten, damit der innere Teufelskreis aufgelöst werden kann und die Betroffenen ein Leben in innerer Harmonie führen können. Dafür wird zunächst überprüft, wie sehr die Betroffenen von ihren inneren Zwängen beeinträchtigt werden und wie oft diese innerhalb von 14 Tagen auftreten. Erst danach wird in Absprache mit ihnen ein Therapiekonzept entwickelt, damit sie wieder zu Selbstkontrolle gelangen können und das Gefühl der Schuld ablegen können.

8.4. PANIKATTACKEN

Wie das Wort Attacke schon sagt, gibt es Menschen, die überfällt die Panik wie aus heiterem Himmel. Das ist extrem belastend, denn sie wissen nie, wann sie das nächste Mal auftritt. Manche Menschen reagieren aufgrund einer Phobie panisch, beispielsweise wenn sie einer Schlange oder einer Maus begegnen. Herzrasen oder Atemnot sind häufige Beschwerden, die dabei auftreten und den Betreffenden aus dem Alltag herauskatapultieren. Es kommt zu Verkrampfungen, einem Engegefühl in der Brust und starkem Herzklopfen, Schwindel, Übelkeit, Schwitzen und Zittern sind häufige Begleiterscheinungen. Diese Menschen haben während der Attacke echte Todesangst, bekommen Albträume und können unter Schlafstörungen leiden. Die gute Nachricht ist, dass all diese körperlichen Symptome trotz ihrer Heftigkeit nicht gefährlich sind.

Aus medizinischer Sicht weiß man, dass es verschiedene Krankheitsbilder gibt, die Ursache solcher Panikattacken sind. Hierzu zählen die Posttraumatische Belastungsstörung (PTBS), Angina pectoris, der Herzinfarkt, Unterzucker, Herzrhythmusstörungen, eine Unterfunktion der Nebenschilddrüsen, Epilepsie und schließlich der Konsum, aber auch der Entzug von Drogen und Alkohol. Wenn die Panikattacke zum ersten Mal ohne offensichtlichen Grund auftritt, sollten Sie schnellstmöglich einen Notarzt rufen und eine Klinik aufsuchen. Das gilt auch, falls Sie Diabetiker sind und wenn während der Panikattacke an der linken Schulter Schmerzen auftreten, sich Ihre Lippen blau färben und Sie merken, dass Sie nicht mehr ganz klar im Kopf sind. Kommen die Panikattacken in Zusammenhang mit dem Diabetes, dann trinken Sie jetzt bitte einen Fruchtsaft oder nehmen Sie Traubenzucker ein. Falls Sie unter Angina pectoris leiden, dann sollten Sie für solche Fälle Nitrat vorrätig haben. Setzen Sie sich für die Einnahme bitte so hin, dass Ihr Oberkörper leicht nach hinten gelehnt ist (sog. halbsitzende Position).

Aus einer Panikattacke wird eine Panikstörung, wenn die Attacke immer wiederkehrt und dies Ihr Verhalten verändert. Wenn Sie beginnen, Ihr Verhalten danach auszurichten, jeden Moment aus heiterem Himmel in Panik zu geraten. Haben gut 11 % der Deutschen schon einmal eine Panikattacke erlebt, so leiden etwa 2-3 % der Bevölkerung an einer Panikstörung. Dies beginnt oft bereits im frühen Erwachsenenalter. Für den Betroffenen ist es auch deshalb schwierig, mit der Panik umzugehen, da sie so schnell kommt und innerhalb von etwas mehr als zehn Minuten wieder vorbei ist. Auch wenn sich der Betroffenen wie nach einem Herzinfarkt fühlt, gib es rein körperlich keine Anhaltspunkte. Was aber bleibt, ist die Angst – vor allem die Angst vor der nächsten Attacke. Diese kann mitunter mehrmals täglich auftreten, aber auch mehrere Monate auf sich warten lassen. Ein Zustand, der wirklich schwer auszuhalten ist und bei manchen Betroffenen zu ausgeprägten Vermeidungsstrategien führt.

8.5. PHOBIEN – DIE 10 HÄUFIGSTEN

Viele Dinge können bei uns Ängste auslösen. Phobien (phobos = griech. für Furcht) haben immer konkrete Ursachen (Objekte oder Situationen), auch wenn dies auf Außenstehende irrational wirken mag. Oftmals wissen die Betroffenen selbst, dass ihre Angst unbegründet ist, können sich aber aus eigener Kraft nicht dagegen wehren. Sie kennen sicherlich Menschen, die sich vor Spinnen oder vor Mäusen fürchten oder Platzangst bekommen, wenn sie in eine große Menschenmenge geraten. Doch es gibt noch diverse andere. Auf die 10 häufigsten möchte ich kurz eingehen, damit Sie eine Vorstellung davon erhalten, wie speziell unsere Ängste ausgeprägt sein können bzw. wie sie sich verselbstständigen können. Eine Phobie ist in der Regel auf ein traumatisches Erlebnis zurückzuführen oder auf schlimme Geschichten, die wir von anderen gehört haben. Mitunter übernehmen wir als Kinder auch die Ängste unserer nahen Bezugspersonen. Allerdings möchte ich an dieser Stelle auch darauf hinweisen, dass Phobien in den seltensten Fällen professionell therapiert werden müssen. Erst wenn sich exzessive körperliche Symptome einstellen und der Alltag deutlich eingeschränkt ist, wird eine externe Unterstützung unabdingbar.

1. Die Klaustrophobie ist die Angst vor zu wenig Platz bzw. vor engen Räumen, die Betroffene beispielsweise nicht mehr Fahrstuhl fahren lässt.
2. Die Agoraphobie hingegen ist die Angst vor einem zu weiten Platz oder vor großen Menschenmengen, die klassische Platzangst. Dahinter steht die Befürchtung, sich nicht zurückziehen zu können, wenn hier etwas passiert, oder auch sich vor fremden Menschen beweisen zu müssen.
3. Die Akrophobie und Bathophobie sind die Bezeichnungen für Höhenangst. Zumeist löst sie heftigen Schwindel aus. Betroffene sind

teilweise im Alltag stark eingeschränkt, wenn sie sich davor fürchten, eine Treppe hinaufzugehen oder eine Leiter zu besteigen.

4. Die Dentalphobie oder auch Dentophobie richtet sich gegen die Behandlung durch einen Zahnarzt. Die ist relativ weit verbreitet. Bei ca. 10 % aller Menschen, die Angst vor dem Zahnarzt haben, äußert sie sich dergestalt, dass sie tatsächlich über Jahre hinweg zu keiner der angeratenen Vorsorgeuntersuchungen gehen – und selbst dann nicht, wenn sie unter starken Zahnschmerzen leiden.

5. Die Aviophobie ist die Flugangst, die Angst vor dem Fliegen. Manche Menschen leiden darunter, obwohl sie noch nie in einem Flugzeug saßen, andere haben unangenehme Erfahrungen machen müssen und danach eine Flugangst entwickelt. Es handelt sich zumeist um eine Kombination aus der Angst vor einem Flugzeugabsturz und aus dem Kontrollverlust als Passagier. Ein allgemein mulmiges Gefühl während des Fliegens ist damit jedoch nicht gemeint. Stattdessen treten bei dieser Phobie ebenfalls sehr deutliche körperliche Symptome wie bei jeder Angststörung auf.

6. Es gibt Menschen, die krankhaft vor Vögeln Angst haben. Dann wird von einer Ornithophobie gesprochen. Das Schwierige ist für Betroffene, dass sie den Vögeln nur schwerlich aus dem Weg gehen können. Menschen, die Angst vor Spinnen, Mäusen oder vor Katzen haben, begegnen ihren Stressoren sehr viel seltener.

7. Um eine soziale Phobie handelt es sich, wenn jemand Angst vor anderen Menschen packt. Sie haben vor allem Angst davor, im Mittelpunkt zu stehen und von anderen bewertet zu werden. Es könnte ja sein, dass sie deren Erwartungen nicht erfüllen, sich blamieren oder gar abgelehnt werden. Zumeist reagieren sie übermäßig mit Schwitzen, Erröten oder Zittern.

8. Wenn Ihre Angst davor, eine Spritze zu bekommen, verhindert, dass Sie sich im Ernstfall medizinisch behandeln lassen, leiden Sie unter einer Trypanophobie. Für Menschen, die tatsächlich täglich eine oder mehrere Spritzen benötigen, wie beispielsweise Diabetiker, ist das ein fataler Zustand. In diesem Zusammenhang soll auch noch

kurz die Blutphobie oder Hämatophobie erwähnt werden, die Menschen beim Anblick von Blut ohnmächtig werden lässt.

9. Haben Sie Angst vor Spinnen? Dann kann daraus eine Arachnophobie werden, wenn sich zusätzlich zu dem Gefühl noch körperliche Symptome einstellen. Diese Phobie wird entwicklungsgeschichtlich hergeleitet als ursprünglich sinnvoller Schutz vor giftigen Tieren. In unseren Breitengraden ist sie jedoch in den allermeisten Fällen unbegründet, führt aber mitunter sogar dazu, dass der Betroffene einen Raum nicht mehr zu betreten vermag, weil er dort eine Spinne vermutet.

10. Wer Angst davor hat, krank zu sein, leidet unter Umständen unter Hypochondrie. Dann werden die eigenen körperlichen Vorgänge äußerst kritisch beäugt, weil jede kleinste körperliche Reaktion oder Veränderung in ihrer Vorstellung bereits das Anzeichen einer ernsthaften Erkrankung darstellen kann. Sie suchen daher überdurchschnittlich oft einen Arzt auf, der ihnen jedoch ihre Befürchtungen nicht bestätigen kann. Aufgrund ihrer Fokussierung auf ihre Gesundheit sind sie im Alltag stark eingeschränkt und auch sozial oft nicht gut integriert.

8.6. BINDUNGSANGST

Was, wenn wir uns vor (zu viel) Nähe fürchten? Dann spricht die Fachwelt von einer Bindungsangst. Sie kann dazu führen, dass wir erst gar keine feste Beziehung eingehen, oder aber dazu, dass wir uns innerhalb einer Beziehung nicht richtig auf den anderen einlassen können und uns als Person immer mehr in uns zurückziehen. Das bedeutet, die Arbeit oder ein Hobby nehmen immer mehr Raum ein. Körperliche Nähe wird immer mehr verweigert. Aufgrund der mangelnden inneren Bindung wird der andere nicht mehr über das informiert, was gerade vor sich geht. Es kommt häufig aufgrund von Nichtigkeiten zum Streit. Es gibt keine gemeinsamen Ziele oder Pläne. Die betroffene Person trennt sich mit einem Mal und der andere weiß gar nicht, was dafür der Auslöser war.

In einer Paarbeziehung kommen wir dem anderen so nahe und lernen ihn so gut kennen, dass nicht nur das Potenzial von großer Innigkeit und Unterstützung da ist, sondern auch von ebenso großer Verletzbarkeit. Genau hier setzt die Bindungsangst an. Sie kann sogar zu körperlichen Symptomen wie Beklemmungsgefühlen, Schweißausbrüchen und Herzrasen bis hin zu Panikattacken führen. Solange die Symptome nicht so deutlich sind, ist die Bindungsangst dem Betroffenen wahrscheinlich selbst gar nicht so bewusst. Er fühlt unterschwellig einfach diese Beklemmung und interpretiert das schlicht dahingehend, dass er eben den Traummann bzw. die Traumfrau noch nicht gefunden hat. Wer kennt dieses kleine Teufelchen im Ohr nicht? Doch ist die Bindungsangst mehr als dieser Zweifel, der in schwierigen, belasteten Zeiten hochkommt.

Ursächlich für die Bindungsangst sind unsere Bindungserfahrungen in der frühen Kindheit. Wie gut konnten wir uns auf die Zuwendung unserer ersten engen Bezugsperson(en) verlassen? Wie gut wurden unsere Bedürfnisse erfüllt? Wurden wir gesehen und angenommen? Oder wurden wir als Belastung empfunden? War unsere Bezugsperson mental oft abwesend oder hat uns tatsächlich allein gelassen? Waren wir mit Aggressivität oder gar Gewalt konfrontiert? Mussten wir uns Liebe und Zuwendung verdienen, indem wir besonders brav und angepasst waren?

Diese Prägung übertragen Menschen, deren Start ins Leben von Desinteresse und Aggression geprägt war, auch im Erwachsenenleben auf mögliche enge Bindungen. Sie werden von der Angst gesteuert, erneut verletzt zu werden. Nach außen kommunizieren sie das jedoch mit einem besonders großen Bedürfnis nach Selbständigkeit und Selbstbestimmung – und glauben das wahrscheinlich auch selbst. Von den Fachleuten wird konstatiert, dass gut 20 % aller Menschen unter regelrechter Bindungsangst leiden, weitere 20 % vermeiden enge Beziehungen, was als Vorstufe zu dieser Form der Angst angesehen werden kann.

Doch können wir Beziehungen nicht ganz entkommen, da wir soziale Wesen sind. Selbst wenn wir uns ganz zurückziehen, begleitet uns die Sehnsucht nach der innigen Partnerschaft dennoch. Eine Vermeidungsstrategie kostet uns daher unnötige Energie. Den anderen innerhalb einer Beziehung innerlich auf Abstand zu halten ist auch sehr frustrierend, vor allem für den Partner bzw. die Partnerin, die sich gerne ganz auf den geliebten Menschen einlassen möchte und ihn oder sie nie so richtig kennenlernen darf.

Da wir uns unsere Bindungsangst in der Regel nicht selbst eingestehen, ist es schwierig, sie aufzulösen. Ihr liegt zumeist ein schwaches Selbstwertgefühl zugrunde. Daher wäre es sehr hilfreich, Maßnahmen zu ergreifen, die einerseits das eigene Selbstvertrauen stärken und andererseits den Partner konstruktiv mit einbinden. Seine Sicht auf die Dinge, bei denen wir unsicher sind, ist vielleicht gar nicht so kritisch, wie wir vermuten. Allerdings hat sich gezeigt, dass ein Paar oftmals überfordert ist, die Bindungsangst von einem von ihnen eigenständig aufzulösen. Zu tief sitzt die Prägung dafür. Daher ist es ratsam, sich externe Hilfe zu holen, die sowohl auf die Zweierkonstellation blickt als auch dem einzelnen eine wertvolle Unterstützung bietet.

8.7. Angst vor Ablehnung

Haben Sie sich auch schon einmal überlegt, was ein anderer über Sie denken könnte, wenn Sie sein Angebot nicht annehmen oder seinen Wunsch nicht erfüllen? Und hatten Sie dann das Gefühl, er oder sie könne es Ihnen übelnehmen und ärgerlich werden? Sie also ablehnen? Es persönlich nehmen?

Tatsächlich ist dies die Form der Angst, die am häufigsten vorkommt. Ich wage zu behaupten, dass wir sie alle kennen. Denn wir sind nicht nur soziale Wesen, sondern wir waren als Säuglinge und Kleinkinder derart auf die Unterstützung von anderen angewiesen, dass wir es verinnerlicht haben, uns an den Vorstellungen der anderen zu orientieren, um nicht abgelehnt zu werden – und eventuell nichts zu mehr zu essen und zu trinken zu bekommen, frieren zu müssen oder verlassen zu werden. Aus dieser Perspektive kommt die Ablehnung einem Todesurteil gleich, das ganz tief in uns verankert ist.

Diese kindlichen Verhaltensmuster begleiten uns ein Leben lang. Wie oft fühlen wir uns wie das Mädchen oder der Junge von damals. In schönen Situationen ist das ganz wunderbar, zum Beispiel auf der Achterbahn auf der jährlichen Herbstmesse. Dann finden wir diesen seelischen Zustand, in den wir uns wieder versetzen, ganz herrlich. Was aber, wenn es nicht so gut läuft? Dann fühlen wir uns wieder ausgeliefert – wie damals als wir noch keine Alternativen kannten zu dem Schmerz, der durch Unverständnis und Maßregelungen in uns hervorgerufen wurde. Wir sind in der fehlenden Anerkennung verhaftet. Wir haben es noch nicht geschafft, uns diese aus eigener Kraft zu geben. Daher sind wir noch immer abhängig vom Urteil anderer, ob wir „richtig" sind.

Kann es sein, dass Sie sich selbst gegenüber sehr kritisch oder sogar ablehnend sind? Haben Sie sich schon einmal selbst beschimpft? Diese innere Haltung übertragen Sie dann unbewusst auf den anderen und unterstellen ihm, dass er genauso mit Ihnen umgehen wird. Sie kennen es einfach nicht anders. Doch liegt die Lösung in Ihnen – in Ihrer Selbstannahme. Stattdessen aber drehen sich all Ihre Gedanken um die Frage, was die anderen über Sie denken. Das kann soweit führen, dass eine Handbewegung oder das Zucken einer Augenbraue bereits schlimmste Vermutungen in Ihnen wecken. Der Tonfall wird zur Messlatte. Die Zeitspanne bis zur nächsten Antwort wird zum Gradmesser. Die innere Unruhe steigt, Nervosität nimmt von Ihnen Besitz. Wir ziehen uns immer mehr zurück, werden immer unsicherer und argwöhnischer. Kein Wunder also, dass uns andere übersehen oder merkwürdig beäugen. Wir zeigen uns ja nicht. Wir ziehen die kritischen Blicke quasi regelrecht an, die uns dummerweise das Gefühl bestätigen, dass der andere uns komisch findet.

So nimmt der Kreislauf seinen Fortgang. Wir glauben inzwischen auch die gut gemeinten Komplimente nicht mehr. Wir vermuten hinter jeder Äußerung Kritik, trauen wir uns doch selbst nicht über den Weg. Das führt immer mehr dazu, dass wir uns mit unserer Meinung zurückhalten, unsere Wünsche nicht äußern, ja, uns vielleicht gar keine eigene Meinung mehr erlauben und unsere eigenen Bedürfnisse gar nicht kennen. Wie aber kann ein anderer uns Raum geben, wenn wir den nicht beanspruchen? Wie, wenn wir gar kein Gefühl dafür haben, worin unser Potenzial liegt und welche Aufgabe wir übernehmen können? So sollten wir aus dieser Spirale der Ablehnung austreten. Wie das gehen kann, lesen Sie in Teil III dieses Buches.

9. Folgestörungen von Angsterkrankungen

Alles Unbehagen lässt sich auf Stress zurückführen. Jede Krankheit beginnt mit einer Verspannung im Körper. Beachten wir die Symptome nicht, ändern wir die Auslöser nicht, dann durchlaufen wir einen Prozess, der uns krank macht – seelisch und/oder körperlich. Körper und Seele sind ja so stark miteinander verwoben, dass es keine psychische Erkrankung ohne körperliche Beschwerden gibt und umgekehrt. So empfinden wir bei Stress und bei Angst gleichermaßen Herzklopfen, Beklemmung, innere Unruhe bis hin zu Durchfall, Schweißausbrüchen, Schlaflosigkeit etc. Panikattacken können folgen, Depression, Burn-out. Hierbei gibt es oft eine Wechselwirkung: eine Depression kann Angst machen, eine chronische Angsterkrankung kann zur Depression führen.

Auch wenn eine Depression noch viele andere Auslöser haben kann, wie genetische Veranlagung, außergewöhnliche Belastungen, Verlust eines geliebten Menschen oder Vorerkrankungen, ähneln sich Ängste und Depressionen in ihrer Grundstimmung. Diese kann auch durch eine Störung im Nervensystem verstärkt werden, wenn die Botenstoffe (Neurotransmitter) aus dem Gleichgewicht geraten sind. Alles zusammengenommen kann zu starken Beeinträchtigungen führen, von einer grundsätzlichen leichten Reizbarkeit über Stimmungsschwankungen und Nervosität bis hin zu Schlafstörungen und anderen körperlichen Symptomen wie Kopf- und Augenschmerzen, Sehstörungen, Gleichgewichtsproblemen oder Schwindel. Zu den Symptomen einer Depression zählen darüber hinaus fehlende Konzentrationsfähigkeit, eine verminderte Leistungsfähigkeit, quälende Gedanken bis hin zum Suizid. Das genaue Gegenteil kann ebenfalls eintreten, dass übermäßig viel Sport getrieben oder gearbeitet wird. In der bipolaren Ausprägung wechselt der Betroffene phasenweise von himmelhochjauchzend hin zu Tode betrübt (bezeichnet als manisch-depressive Erkrankung).

Ein traumatisches Erlebnis löst eine starke Angst aus, die den Betreffenden nachhaltig begleitet. Schafft er es nicht, sich aus dieser Angst zu lösen, kann es zu einer sog. posttraumatischen Belastungsstörung (kurz PTBS) kommen. Diese ist einerseits dadurch gekennzeichnet, dass den Betreffenden Albträume plagen und er äußerst sensibel auf alles um ihn herum reagiert. Er erlebt eine innere Anspannung, die zu Schlafstörungen führt und weitere emotionale und körperliche Beschwerden nach sich zieht. Andererseits reagiert er mit Panik, wenn er in eine auch nur annähernd ähnliche Situation kommt, wie sie das auslösende Erlebnis war. Um das allerdings nicht immer wieder erneut durchleiden zu müssen, entwickelt er Vermeidungsstrategien, die ähnlich wie bei der Angst vor der Angst, der Erwartungsangst, den Alltag sehr stark einschränken kann. Manch einer greift dann zu Suchtmitteln, um den negativen Gefühlen zu entfliehen, doch die ziehen weitere Probleme nach sich, auf die hier nicht weiter eingegangen werden kann. Allein aus diesem Grund aber – der Gefahr der Alkoholabhängigkeit infolge der Angststörung – sollte bereits recht früh auf die alarmierenden Symptome reagiert werden.

Wie diese Ausführungen gezeigt haben, können Angststörungen auch körperliche Erkrankungen beispielsweise im Magen-Darm-Trakt oder mit dem Herzen nach sich ziehen. Ängste sind demnach vor allem in einer chronischen Ausprägung nicht zu unterschätzen. So sind sie bereits von der WHO als Krankheit anerkannt. Um die Lebensqualität der Betroffenen rasch zu steigern, wird empfohlen, sowohl den Hausarzt als auch psychologische Betreuung in Anspruch zu nehmen. Nur in einer konzertierten Therapieform kann das Wohlbefinden möglichst schnell wiederhergestellt und die Zahl der Krankheitstage minimiert werden.

10. Welche Therapien bei Angsterkrankungen gibt es?

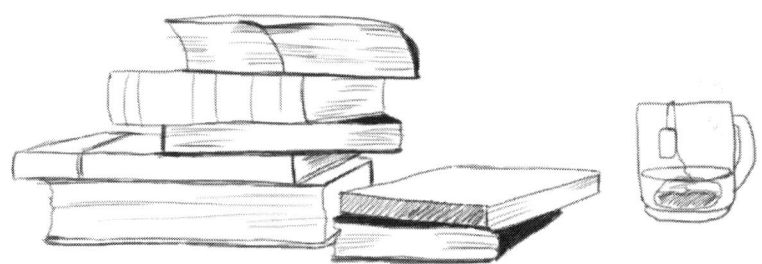

Angsterkrankungen sind weltweit anerkannt und können therapeutisch behandelt werden. Je nachdem, wie früh diese Hilfe aufgesucht wird, sind viele der Angststörungen sehr gut heilbar. Aus diesem Grund stelle ich im Folgenden die gängigsten Formen der Therapie bei Angsterkrankungen vor. Dies kann Ihnen eine gute Orientierung und ein allgemeines Verständnis eröffnen – sollten Sie mit Ihrem Hausarzt darüber sprechen, welche Therapieform für Sie die richtige ist.

10.1. KOGNITIVE VERHALTENSTHERAPIE/KONFRONTATIONSTHERAPIE: SICH DER ANGST STELLEN

Sich der Angst stellen ist die erste und geläufigste Art, eine Angsterkrankung zu behandeln. Da die allermeisten Ängste heute rein verstandesmäßig unbegründet sind, liegt hierin die große Chance, Strategien zu entwickeln, mit der angstbesetzten Situation konstruktiv umzugehen. So reicht es oft, sich gedanklich („in sensu") in die Situation zu versetzen, die der Betroffene bisher immer vermieden hat. Hier verbleibt er so lange, bis die Angst geschwunden ist. Wenn er damit recht gut umgehen kann, wird die Situation in der Realität („in vivo") aufgesucht. Auch jetzt geht es darum, wirklich durchzuhalten, bis die Angst nicht mehr zu spüren ist. Wenn es sich beispielsweise um eine Klaustrophobie handelt, stellt sich der Patient zunächst nur vor, er würde mit dem Fahrstuhl fahren, um irgendwann tatsächlich ein Gebäude mit einem Fahrstuhl aufzusuchen, diesen zu betreten, das Schließen der Türen auszuhalten und bis in den obersten Stock zu fahren. Dabei wird er durchweg von einer therapeutischen Fachkraft begleitet, die mit ihm im Vorfeld bereits Entspannungstechniken eingeübt hat und ihm während der Konfrontation Tipps und Hilfestellungen gibt. Beispielsweise ist es sehr wirksam, sich auf seine tiefe Bauchatmung zu konzentrieren, sobald sich ein Gefühl der Enge einstellt. So weiten wir unsere Gefäße innerlich und wir übernehmen gleichzeitig die Kontrolle über die Situation.

Lässt die Angst nach, kann der Betroffene alleine an seinen Triggerorten weiterüben, bis die Angst gänzlich verschwunden ist. Hierfür werden bestimmte Regeln festgesetzt, mit denen gewährleistet werden soll, dass der Betroffene die Angst wirklich aus eigenem Vermögen bewältigt und sich nicht doch noch Hilfe holt (indem er beispielsweise Beruhigungsmittel nimmt oder jemanden anruft). Zusätzlich soll sich der Betroffene klar machen, wie wahrscheinlich die Schreckensszenarien sind, die er sich immerzu ausmalt und die zu seiner Verängstigung geführt haben. Das hilft ihm, zu einem realistischen Verständnis der jeweiligen Situation zu kommen. Also gilt es herauszubekommen, wie oft ein Fahrstuhl normalerweise steckenbleibt. Wie dann die Sauerstoffversorgung ist. Ob es möglich ist, dass ein solcher Zwischenfall einen Brand auslöst. Ob der Fahrstuhl infolge dessen abstürzen kann. Und so weiter. Die Kombination aus Fakten und Erleben lassen die Angst langsam aber sicher verschwinden.

Die Verhaltenstherapie hilft am besten, wenn wir sie möglichst früh in Anspruch nehmen. Dann ist oftmals relativ rasch eine Heilung möglich. Auch bei schwereren Störungen sollten Sie sich immer trauen, eine Fachkraft aufzusuchen. Warten Sie nicht, bis sich Suizidgedanken einstellen. So, wie der Weg dorthin lange gedauert hat, ist er es auch wieder zurück zu einem zufriedenen Lebensgefühl. Mithilfe der Konfrontation lernen Sie jedoch in kleinen Schritten, sich nicht nur der Angst zu stellen, sondern Sie erleben auch, wie sie immer mehr schwindet und ihre Macht über Sie immer kleiner wird – da Sie am eigenen Körper erfahren dürfen, dass die Schreckensszenarien, die Sie sich ausgemalt haben, gar nicht eintreten.

Es ist hilfreich zu ermitteln, wie die Ängste überhaupt entstanden sind. Wurden sie ausgelöst durch ein persönliches Erlebnis? Ist es die Geschichte von jemand anderem, die Ihnen plastisch im Gedächtnis geblieben ist? Oder ist es gar die Angst einer nahestehenden Person, die Sie übernommen haben? Mitunter hat sich die Angst während einer langanhaltenden Stressphase entwickelt, wie dem kritischen Umbruch in der eigenen Firma, der zu großen Sorgen und der Angst um den Arbeitsplatz beigetragen hat. Neben dieser Erkenntnis entlastet es den Betroffenen auch zu wissen, dass sein Schwindel, seine Magen-Darm-Probleme und sein Herzrasen, das zwischendurch auftritt, mit den Angstgefühlen zusammenhängen, aber keine schwerwiegende Krankheit bedeuten.

10.2. GRUPPENTHERAPIE

Die Gruppentherapie ist eine besondere Form des Settings, in dem die Therapie stattfindet. Hierbei wird eine bestimmte Anzahl an Menschen (in der Regel vier bis zehn) mit denselben oder ähnlichen Belastungen und Erkrankungen zusammengeführt und therapeutisch begleitet. Der Vorteil gegenüber einer Einzeltherapie kann in der sozialen Mischung liegen, in der Erfahrung, mit seiner Situation nicht allein zu sein, und in dem Austausch, der untereinander möglich ist. So erzählt nicht nur jeder von seinem Anliegen und seinen Gefühlen, sondern erhält auch Feedback und Anregungen für einen Umgang mit diesen Gefühlen. Dabei können die Teilnehmenden auch von den anderen lernen. Wichtig ist, dass die Gruppensitzungen therapeutisch begleitet werden und Regeln für das Miteinander aufgestellt werden, beispielsweise wie das Feedback gegeben wird oder in welcher Form über das Erzählte außerhalb der Therapie gesprochen werden darf.

10.3. PSYCHOANALYSE

Oftmals verbirgt sich hinter einer Angst ein tieferliegender Konflikt, der dem Betroffenen selbst nicht bewusst ist, aber sein Verhalten stark beeinflusst. Genau dieses veränderte Verhalten ist es, auf das sich die Psychoanalyse ausrichtet. Wie kann es gelingen, die angstbesetzten Persönlichkeitsanteile wieder freizulegen? Wie kann es gelingen, das Selbstbewusstsein des Betroffenen zu stärken bzw. ihn in seiner Entwicklung seit dem traumatischen Erlebnis oder der belastenden Lebensphase nachreifen zu lassen?

Das Ziel der Psychoanalyse ist es also, das Verhalten des Patienten dergestalt zu verändern, dass er angstfrei handeln kann. Das ist für den Psychotherapeuten eine heikle Angelegenheit, da die Beschäftigung mit alten Konflikten schnell zu Überreaktionen von Menschen mit einer Angststörung führen kann. Hier gilt es behutsam vorzugehen und zunächst die Bewältigungsstrategien gegenüber dem Angstgefühl zu verbessern und zu stärken.[3]

Um die Basis für eine gute Zusammenarbeit zu gewährleisten, sollte zunächst ausgeschlossen werden, dass die körperlichen Symptome der Angst nicht doch von organischen Erkrankungen herrühren. Hier möchte ich gerne darauf hinweisen, dass die Wechselwirkung zwischen der Angst und einem sog. Herzsyndrom von den Medizinern oftmals ver-

---

3   Vgl. Morschitzky (2009).

kannt wird. Fragen Sie einen Arzt, welches organische Leiden Sie haben, wird er vorrangig nach demselben suchen. Bei vielen Patienten wurde über Jahre hinweg verkannt, dass deren Herzbeschwerden die Folgen ihrer Angst und nicht der Grund ihrer Angst waren. Ein langer Leidensweg mit der großen Gefahr der Chronifizierung der Angststörung. Wie wichtig ist es daher, Körper und Seele als Einheit zu betrachten und die Wechselwirkung in beide Richtungen ernst zu nehmen!

Viele Angstpatienten nehmen Psychopharmaka (sog. Tranquilizer oder Antidepressiva), die infolge der Therapie jedoch reduziert und im Idealfall ganz abgesetzt werden sollen. Da die Patienten aber keine Kraft mehr haben, mit ihrer Angst umzugehen, sträuben sie sich in der Regel dagegen, die Tabletten zu reduzieren. Im Gegenzug könnte es passieren, dass sie andere Medikamente zu sich nehmen oder zum Alkohol greifen. Hier gilt es, ein stabiles Vertrauen aufzubauen, sodass der Therapeut den Patienten tatsächlich zu einer starken Persönlichkeit verhelfen kann. Da Angstpatienten von Menschen, die ihnen nahestehen, erwarten, dass diese sie beschützen, übertragen sie diese Haltung auch auf den Therapeuten. Dadurch entmündigen sich die Patienten jedoch selbst und sie übertragen die Verantwortung für ihr Wohlergehen auf jemand anderen. Genau das Gegenteil ist das Ziel der Therapie. Das bedeutet, dass der Therapeut seinem Patienten mit großer Klarheit begegnen muss, um sich nicht gegen die Angst instrumentalisieren zu lassen – denn das wäre keine Hilfe für seinen Schützling.

Der Therapeut wird unterscheiden, ob die Art, wie mit der Angst umgegangen wird, dabei hilft, einen bestimmten Zustand zu erhalten – im Sinne einer erlernten Hilflosigkeit, die mit einem sehr schwachen Selbstbewusstsein verbunden ist. Oder ob der Patient das Irreale seiner Angst gut wahrnehmen kann, wie bei einer Phobie oder einer Zwangsstörung, jedoch jenseits der Auslöser eine in sich ruhende Person ist. Besonders bei den Patienten mit einer sog. Ich-Störung hat es sich als hilfreich erwiesen, die Einzeltherapie mit einem Gruppensetting zu kombinieren, damit der Patient seine Eigenwahrnehmung durch die Reaktionen der anderen relativieren lernt. Dabei steht der Umgang mit der Angst im Vordergrund. Den zugrundeliegenden Konflikt aufzulösen ist erst ein nachrangiger Schritt – anders als es bei der Psychoanalyse normalerweise üblich ist.

Inzwischen wird der sog. psychodynamische Ansatz verfolgt, der ebenfalls zunächst schwerwiegende Erkrankungen ausschließt. Anschließend kann ermittelt werden, welche Situationen oder Objekte die Angst oder auch Panikattacke auslösen. Von diesen Erkenntnissen ausgehend kann der Patient ein Verständnis dafür entwickeln, wie er mit den Attacken besser umgehen kann, vor deren unvermittelter Überraschung er so viel Angst hat. So ist eines der frühen Anzeichen, mit der sich eine solche Panikattacke ankündigt, das Hyperventilieren. Dies löst bereits körperliche Reaktionen aus, die höchst unangenehm sind. Erkennt der Patient dieses Verhalten, wird es ihm mit der Zeit möglich sein, durch bewusstes Atmen bereits beim Aufkeimen einer erneuten Attacke gegenzusteuern.

Wenn der Patient in einer festen Beziehung lebt, sollte auch der Partner oder die Partnerin mit in das therapeutische Geschehen eingebunden werden. Einerseits geht es darum, auch ihm oder ihr aufzuzeigen, wie der Patient in seiner Eigenverantwortung gestärkt werden kann. Andererseits gibt es Konstellationen, in denen der gesunde Partner die Rolle des Fürsorgenden sehr intensiv übernommen hat und aus dieser Rolle heraus eine Begleitung benötigt. Infolge der Besserung der Angstzustände gewinnt der Patient an Selbstbewusstsein und wird sich anders verhalten als bisher. Auch das muss innerhalb der Beziehung gesehen, anerkannt und integriert werden. Wird dieser Aspekt der Lebenswirklichkeit des Patienten außer Acht gelassen, kann sich der Patient selbst innerlich zurückhalten, echte Fortschritte zu machen, um seine Beziehung nicht zu gefährden.

10.4. Hypnose bei Ängsten

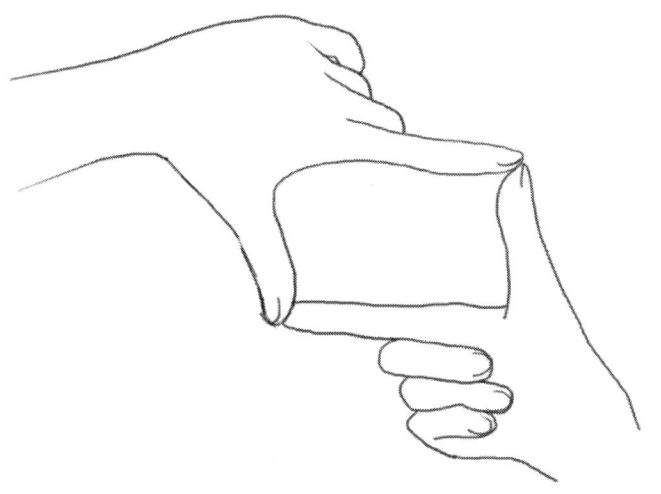

Hypnose ist die bewusste Steuerung Ihres Unterbewusstseins. Ihre Wirksamkeit ist seit 2006 im medizinischen bzw. psychologischen Umfeld offiziell anerkannt und das vor allem für die Heilung von Angststörungen.[4]

Bei einer Hypnose werden Sie in einen speziellen Zustand der Tiefenentspannung versetzt. Jetzt kann der Hypnotiseur mit Ihnen sprechen. Er erreicht Sie immer noch und kann Sie dabei unterstützen, die Situationen, die bei Ihnen Angst auslösen, anders – positiv, freudvoll – umzudeuten. Sollten Sie Angst vor dem Fahrstuhl haben, empfinden Sie jetzt beispielsweise Vorfreude auf das, was oben auf Sie wartet. Sie lernen dabei auch bei einer aufkommenden Angst ruhig zu bleiben und können auf Ihre innere Stärke vertrauen. Gleichzeitig lernen Sie, sich bewusst zu entspannen.

Die Hypnose wirkt verhältnismäßig rasch und nachhaltig. So reichen oftmals bereits drei oder vier Termine aus, um die Angst umprogrammiert und ein neues Verhalten im Unterbewusstsein verankert zu haben.

---

4   Vgl. Revenstorf (2006).

Damit der Behandelnde weiß, was in Ihnen abläuft, beginnt der erste Termin mit einem ausführlichen Kennenlerngespräch. Wichtig ist hierbei nicht nur Ihre Beschreibung Ihrer Erfahrungen, sondern auch die Akzeptanz Ihrer Angst als im Ursprung angemessenes Gefühl – das sich aber im Laufe der Zeit verselbstständigt hat und inzwischen unverhältnismäßig viel Raum in Ihrem Leben einnimmt. Wenn Sie bereit sind, können Sie sich in einem bequemen Sessel entspannen. Mithilfe des Hypnotiseurs werden Sie nun in den Zustand der Trance überführt und begegnen Ihrer Angst erneut. Jetzt sehen Sie die Angst auslösenden Objekte oder das ursprüngliche Angst auslösende Erlebnis vor Ihrem inneren Auge, aber so, dass Sie diese lediglich betrachten und die Angst außen vor bleibt. Je nach Ihrer persönlichen Situation können Sie nun erkennen, dass Ihre Angst tatsächlich begründet ist, aber das Ereignis bereits lange zurückliegt und abgeschlossen ist. Bei einer objektbezogenen Phobie bewerten Sie das Tier oder den Gegenstand, der Ihre Angst auslöst, jetzt neu. Bei einer Flugangst können Sie anfangen, über die technische Meisterleistung zu staunen, und sich ausmalen, welche schönen Urlaubsorte Sie mit einem Flugzeug erreichen und wie Sie dort das Leben genießen können.

Da diese Umdeutung direkt dort passiert, von wo aus unsere Angst uns „fernsteuert", nämlich im Unterbewusstsein, ist sie so schnell und so anhaltend wirksam. Sie nehmen mit der Hypnose quasi eine Abkürzung. Eine Herausforderung kann allerdings sein, den Hypnotiseur zu finden, dem Sie Ihr Vertrauen schenken möchten, denn der ganze Vorgang hat – wenn Sie noch nie eine Hypnose erlebt haben - etwas sehr Geheimnisvolles, dem wir uns dennoch öffnen müssen. Wählen Sie Ihren Hypnotiseur daher gut aus und achten Sie darauf, dass er eine anerkannte therapeutische Grundausbildung vorweisen kann. Achten Sie bei Ihrer Entscheidung schließlich darauf, ob Sie sich wohl und angenommen fühlen, damit Sie sich ganz auf diesen ungewohnten Prozess einlassen können.

11. Angst & Panik – SELBSTTEST

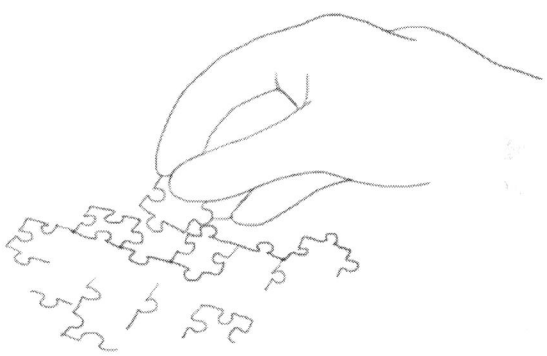

Die vorangegangenen Ausführungen haben gezeigt, wie unterschiedlich die Ängste sind, die uns Menschen plagen können. Nicht nur die Dinge oder Situationen, vor denen wir Angst haben, sondern auch die Art und Weise, wie sich die Angst ausdrückt. So wie Ängste normal sind, gibt es aber auch eine Grenze, ab wann sie uns zunehmend belasten und einschränken oder gar zu einer psychischen Erkrankung werden. Falls Sie wissen möchten, ob Ihr Angsterleben noch im Bereich des Normalen liegt oder bereits darüber hinaus gelangt ist, können Sie die folgenden Selbsttests machen. Bitte bedenken Sie dabei, dass weder dieser Ratgeber noch ein Selbsttest einen Besuch beim Arzt oder Therapeuten ersetzt, wenn Sie aus eigener Kraft nicht mehr in die Lebensfreude zurückfinden und Ihre Angst Ihren Alltag dominiert.

11.1 Selbsttest über Ihre Ängstlichkeit ganz allgemein

Bei diesem Test geht es darum herauszufinden, ob Sie tatsächlich ängstlicher sind als andere.[5] Die Psychologen stufen die Ängstlichkeit dabei in vier unterschiedliche Grade. Dreiviertel aller Menschen weisen dabei keinerlei Besonderheiten auf. Ca. 20 % fallen unter die Kategorie „leichtgradige, allgemeine Ängstlichkeit", ca. 5 % werden in die Stufe „mittelgradige, allgemeine Ängstlichkeit" eingestuft und 1 % ist schließlich hochgradig ängstlich. Wägen Sie bitte bei den folgenden Aussagen ab, ob sie in den vergangenen zwei Wochen gar nicht, manchmal, öfter oder sehr oft auf Sie zutrafen.

GAR NICHT	MANCH-MAL	ÖFTER	SEHR OFT	
☐	☐	☐	☐	Anspannung, Ängstlichkeit oder Nervosität sind ein ständiger Begleiter.
☐	☐	☐	☐	Die Sorgen lassen sich einfach nicht verscheuchen.
☐	☐	☐	☐	Ich kann mir wirklich über alles große Sorgen machen.
☐	☐	☐	☐	Entspannung ist für mich ein Fremdwort.
☐	☐	☐	☐	Ich bin sehr unruhig und immer in Bewegung.
☐	☐	☐	☐	Ich fahre schnell aus der Haut.
☐	☐	☐	☐	Ich habe immer das Gefühl, gleich passiert etwas richtig Schlimmes.

---

5   Orientiert am GAD-7 (generalized anxiety disorder screener 7)

Haben Sie allen Aussagen mit einem „sehr oft" zugestimmt, gehören Sie sehr wahrscheinlich zu dem einen Prozent an Menschen, die dringend Hilfe brauchen. Nehmen Sie dieses Ergebnis bitte ernst und suchen Sie Ihren Hausarzt auf, damit eine Lösung für Sie gefunden werden kann, wie Sie aus dem beklemmenden Gefühl ständiger Ängste und Sorgen wieder herauskommen können.

Überwiegt die Intensität von „öfter", kann bei Ihnen eine mittelgradige Ängstlichkeit vorliegen. Auch in diesem Fall sollten Sie sich von fachkundigen Therapeuten unterstützen lassen. Einerseits um zu verhindern, dass Sie in der Angstspirale noch weiter nach unten sinken, andererseits um Ihnen zu helfen, möglichst schnell wieder in ein normales Lebensgefühl zu kommen.

Konnten Sie sich „gar nicht" oder nur „manchmal" in den obigen Sätzen wiederfinden, so liegt bei Ihnen wahrscheinlich alles im grünen Bereich. Es könnte nach Ihrer Einschätzung vielleicht besser gehen, aber Ihre Lebensfreude ist nicht dauerhaft beeinträchtigt. So können Sie den vorliegenden Ratgeber als Anregung nehmen, wenn Sie doch einmal übermäßige Ängste überkommen, wie Sie aktiv und konstruktiv damit umgehen können. Denn – wie beschrieben – gehören Ängste ja zu unserem Leben dazu und wollen uns vor Gefahren schützen. Es gilt nur, reale und irreale Bedrohungen voneinander zu unterscheiden.

11.2 Selbsttest bezüglich einer möglichen Angststörung

Ging es im vorangegangenen Test um die allgemeine Ängstlichkeit im Vergleich zu anderen Menschen, so hilft der folgende Selbsttest, eine Störung zu ermitteln oder auszuschließen. Beantworten Sie die folgenden Fragen einfach mit Ja oder Nein.

Ja	Nein	
☐	☐	Machen Sie sich große Sorgen, dass Sie die täglichen Aufgaben nicht erledigen können?
☐	☐	Fühlen Sie sich Ihren Sorgen ausgeliefert?
☐	☐	Ihre Sorgen wegen Ihrer Gesundheit, Ihrer Arbeit oder auch anderer Menschen –unterscheiden sich diese deutlich von den Sorgen, die sich andere machen?
☐	☐	Fällt es Ihnen vor lauter Sorgen schwer, sich noch richtig zu entspannen?
☐	☐	Ich bin sehr unruhig und immer in Bewegung.
☐	☐	Fühlen Sie sich oft erschöpft und müde?
☐	☐	Können Sie sich oft schlecht konzentrieren?
☐	☐	Wären Sie ohne Ihre Sorgen leistungsfähiger?

Bei mehr Jas als Neins und körperlichen Erscheinungen wie Zittern, Herzrasen, flachem Atem und/oder erweiterten Pupillen kann eine Angststörung vorliegen. In unserem Leben gibt es immer mal wieder Phasen, in denen wir uns berechtigterweise Sorgen machen. Hören diese Phasen aber gar nicht mehr auf und sind wir dadurch mental und körperlich geschwächt, so brauchen wir unbedingt Hilfe. Ganz besonders, wenn unsere Lust am Leben immer mehr schwindet. Scheuen Sie sich also bitte nicht, Ihren Arzt aufzusuchen und sich von ihm unterstützen zu lassen.

11.3 Selbsttest wegen möglicher sozialer Phobie

Ja	Nein	
☐	☐	Vor anderen Menschen zu reden ist mir sehr unangenehm.
☐	☐	Ich habe Angst, etwas Falsches zu sagen.
☐	☐	Ich möchte mich nicht blamieren.
☐	☐	Einen fremden Menschen kann ich nicht einfach so ansprechen.
☐	☐	Ich arbeite am liebsten alleine.
☐	☐	Bei der Arbeit möchte ich nicht kontrolliert werden.
☐	☐	Fehler zu machen ist für mich etwas wirklich Schlimmes.
☐	☐	Ich möchte mit meinem Auftreten nicht auffallen.
☐	☐	Ich ziehe mir immer möglichst unauffällige Kleidung an.
☐	☐	Ich habe meistens gedeckte Farben an.
☐	☐	Ich kann Streit gar nicht leiden.
☐	☐	Bevor ich jemanden verletze, sage ich lieber gar nichts.
☐	☐	Wenn ich anderer Meinung bin, sage ich das oft nicht.
☐	☐	Meine Ideen setze ich dann um, wenn ich alleine bin.
☐	☐	Ich bin froh, wenn mich niemand anspricht.
☐	☐	Bei der Arbeit wüsste ich schon, was man alles anders machen kann, aber ich möchte nicht, dass sich jemand von mir kritisiert fühlt.

☐	☐	Ich bilde mich ständig fort, aber auf der Arbeit weiß das niemand von mir.
☐	☐	Essen zu gehen ist mir unangenehm.
☐	☐	In Theater oder in der Oper fühle ich mich fehl am Platz.
☐	☐	Ich mag es nicht, wenn mich jemand ansieht.
☐	☐	Als Schüler:in war es für mich eine Qual, eine Aufgabe an der Tafel zu lösen.
☐	☐	Als Schüler:in habe ich immer ganz leise gesprochen, wenn mich die Lehrkraft aufgerufen hat.
☐	☐	Vor Menschen, die besser qualifiziert sind als ich, habe ich großen Respekt.
☐	☐	Von einer Autoritätsperson angesprochen zu werden, löst einen Schreck in mir aus.
☐	☐	Ich mag es gar nicht, wenn über mich gesprochen wird.
☐	☐	In Gruppen vergleiche ich mich immer mit den anderen und stelle fest, dass die klüger sind und besser aussehen.
☐	☐	In Gruppen halte ich mich sehr zurück, um nicht peinlich zu wirken.
☐	☐	Oft ziehen sich meine Schultern hoch oder verspannt sich mein Bauch..
☐	☐	Wenn ich ein Kompliment bekomme, werde ich sofort rot.
☐	☐	Wenn ich etwas nicht weiß, gehe ich häufig schnell auf die Toilette.
☐	☐	In Gegenwart von anderen habe ich oft schwitzige Hände.
☐	☐	Wenn mir jemand zu lange in die Augen schaut, fange ich an zu zittern.

☐	☐	Wenn mir etwas unangenehm ist, habe ich einen flauen Magen.
☐	☐	Wenn mir jemand zu nahekommt, wird mir oft schwarz vor Augen.
☐	☐	Bei mir wurde eine psychische Erkrankung diagnostiziert.
☐	☐	Meine ständige Angst belastet mich sehr.
☐	☐	Den ganzen Tag über überlege ich, was als nächstes passieren kann.
☐	☐	Ich überlege mir genau, mit wem ich mich treffe und ob ich dafür raus gehen muss.
☐	☐	Manchmal nehme ich auch eine Beruhigungstablette.
☐	☐	Mich belasten meine Ängste und Unsicherheiten sehr.
☐	☐	Alkohol hilft mir, mich zu entspannen.
☐	☐	Auf der Arbeit kann ich mich oft nicht richtig konzentrieren.
☐	☐	Mein Partner bzw. meine Partnerin muss meinetwegen oft zurückstecken.
☐	☐	Es kann sein, dass mich mein Partner bzw. meine Partnerin verlässt, weil ich so viele Ängste habe.

Haben Sie mehr als 30 Fragen mit Ja beantwortet, ist es an der Zeit, Ihren Hausarzt aufzusuchen und mit ihm über Ihre Situation zu sprechen. Erarbeiten Sie ein Konzept, wie Sie ein besseres Selbstwertgefühl erlangen können. Machen Sie den ersten Schritt in eine erfüllte und zufriedene Zukunft, indem Sie sich jetzt aktiv Ihren Ängsten stellen – denn wir sind alle Menschen und haben unsere Schwächen. Es ist aber so viel schöner, wenn wir uns auf unsere Stärken konzentrieren, auf das, was wir richtig gut können und was uns Freude macht. Finden Sie das für sich heraus! Und gehen Sie Ihren Weg für sich. Es ist Ihr Leben!

TEIL II

METHODEN & WEGE, UM DIE ANGST FÜR IMMER ZU ÜBERWINDEN

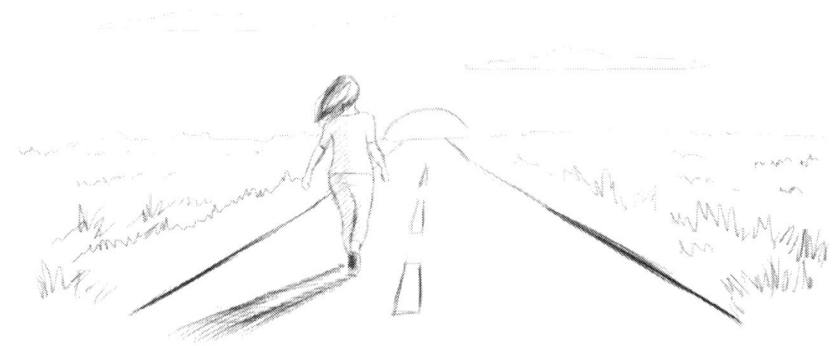

1. Erkennen Sie Muster und brechen Sie sie auf

Es mag absurd klingen, doch viele verlieren ihre Ängste, wenn sie genau das tun, wovor sie Angst haben. Es geht dabei darum, die Angst als angelerntes Verhaltensmuster zu erkennen und durch ein neues zu ersetzen. Was, wenn Sie tatsächlich äußerst ungern Fahrstuhl fahren? Dann wäre der erste Schritt, sich das einzugestehen und der zweite zu beschließen, dagegen anzugehen. Suchen Sie sich als nächstes einen liebevollen Begleiter, der mit Ihnen das Fahrstuhlfahren übt. Und zwar so lange, bis es ihnen leichtfällt und Sie gar nicht mehr wissen, wovor Sie eigentlich einmal Angst hatten.

Besonders deutlich wird dieses Muster bei der Angst vor Ablehnung, die – wie vermutet – uns alle ein Stück weit bekannt sein wird. Bei dieser Form der Angst unterstellen wir unseren Mitmenschen, dass sie schlecht über uns denken, weil wir es uns angewöhnt haben, nur schlecht über uns zu denken. Wir können uns gar nicht mehr vorstellen, dass ein Kompliment ehrlich gemeint ist. Doch was wäre, wenn meine Freundin wirklich findet, dass mir die neue Bluse gut steht? Habe ich sie mir nicht gekauft, weil sie mir gut gefällt? Nein, vielleicht eher, um etwas zu vertuschen, was niemand sehen darf? Wenn dem so wäre, sollte ich noch einmal shoppen gehen und mir eine Bluse kaufen, die ich wirklich haben möchte. So richtig. Und mich auf mein eigenes Urteil verlassen – denn dann brauche ich keine Bestätigung von jemand anderem mehr, kann mich aber über ein Kompliment von Herzen freuen und es fröhlich bestätigen: „Ja, das finde ich auch!" Wie groß wäre die Freude auch vom anderen, wenn ich das Kompliment annehmen könnte! Und er könnte mich besser wahrnehmen und das, was mir wichtig ist, was ich schön finde, worin meine Bedürfnisse liegen. Ich werde greifbar, ich werde menschlich. Da dürfen Fehler selbstverständlich dazugehören und wir dürfen daraus lernen.

Frage: Was macht mich wertvoll?

Antwort: Nichts. Wir sind wertvoll, weil wir sind. Das ist alles. Nichts kann unseren Wert anheben oder abschwächen. Doch wir können unseren Wert für das Miteinander und die Gesellschaft erhöhen, indem wir für das gute Gelingen einen Beitrag leisten. Beide Ebenen haben aber nichts miteinander zu tun.

Wenn wir also in unseren sorgenvollen Gedanken verfangen sind, begehen wir Denkfehler noch und nöcher. Denn wir ziehen immer wieder die falschen Rückschlüsse. Wir verallgemeinern zu stark. Wir übertragen einzelne Erlebnisse auf das große Ganze. Wir schließen von uns auf andere oder umgekehrt. Doch wir achten nicht mehr auf die Verhältnismäßigkeit. Lassen Sie uns ein mögliches Beispiel aus dem Arbeitsalltag wählen:

Sie hatten vor kurzem eine Meinungsverschiedenheit mit einem Kollegen. Jetzt müssen Sie mit ihm sprechen, weil Sie einen gemeinsamen Arbeitsauftrag zu erfüllen haben. Sie rufen ihn an, doch er geht nicht ans Telefon. Daher schreiben Sie ihm eine Mail, doch lässt er mit der Antwort auf Sie warten. Ihnen geht der Streit wieder durch den Kopf. Was er gesagt hat und was Sie geantwortet haben. Was Sie besser hätten antworten sollen. Was passiert wäre, wenn Sie schlagfertiger gewesen wären. Sie ärgern sich über ihn und über sich selbst und können sich nicht mehr konzentrieren. Wieder greifen Sie zum Hörer, doch vergeblich. Da übertragen Sie die Gefühle aus dem Streit auf die jetzige Situation. Was, wenn er Ihren Namen auf dem Display gesehen hat und bewusst nicht abnimmt? Was, wenn er sich an Ihnen rächen möchte? Vielleicht erledigt er derweilen den Auftrag ohne Sie, um die Lorbeeren einzuheimsen?

Oder er will Ihnen jetzt schaden, indem er den Auftrag, für den Sie den Hut aufhaben, schieflaufen lässt? Und so geht es in Ihrem Kopf in einem fort.

Am nächsten Tag sprechen Sie während der Mittagspause zufällig mit einem anderen Teamkollegen, der weiß, dass besagter Kollege gestern einen Unfall gebaut hat und gar nicht zur Arbeit kommen konnte. Und? Waren Ihre negativen Gedanken angebracht? Hatte sein Verhalten irgendetwas mit Ihnen oder gar mit Ihrem Streit zu tun? Nein, das Gedankenkarussell hat sich ganz unabhängig vom echten Leben gedreht und gedreht und gedreht.

Wenn Sie also stattdessen ruhig gewesen wären und darauf vertraut hätten, dass schon alles seine Richtigkeit hat – denn eine Meinungsverschiedenheit muss ja nicht gleich bedeuten, dass man dem anderen schaden möchte – dann hätten Sie konzentriert und fokussiert Ihrem Tagesgeschäft nachgehen können. Behalten Sie also die Kontrolle über die Situation und über Ihre Gedanken, indem Sie nicht nur das Schlimmstmögliche erwarten, sondern auch das Bestmögliche. Sie könnten sich also fragen: Was, wenn er gerade sehr viel zu tun hat? Was, wenn er gerade mit jemandem im Gespräch ist? Was, wenn er krank geworden ist? Was, wenn es seinem Kind nicht gut geht? Sie könnten sich auch vergegenwärtigen, wie zuverlässig er bisher seine Arbeit erledigt hat und wie verantwortungsvoll er immer zurückgerufen und seine Mails beantwortet hat.

Irgendwo zwischen dem Besten und dem Schlechtesten liegt die Wahrheit am häufigsten. Die Lösung ist meistens viel einfacher, als wir vermuten. Beginnen Sie in eine Zukunft zu vertrauen, die es gut mit Ihnen meint. Denn selbst im schlimmstmöglichen Fall, den Sie sich vorstellen können, gibt es meistens noch eine Lösung. Was wäre denn im Beispiel mit Ihrem Kollegen die größte Gefahr? Dass er Sie vor Ihrem Chef aufsitzen lässt? Wäre das wirklich möglich? Würde der Chef ihm glauben? Gäbe es niemanden, der sich für Sie einsetzen würde? Genau, so schlimm ist Ihr Arbeitsumfeld gar nicht. Im Grund genommen wollen alle ihren Frieden haben und ihre Aufgaben zufriedenstellend erledigen. Sollte das tatsächlich nicht der Fall sein, sollten Sie Ihren Arbeitgeber wechseln.

Doch wenn Sie zu großen Ängsten und Sorgen neigen, brauchen Sie vielleicht noch nicht gleich einen Arzt oder einen Therapeuten. Oftmals reicht es schon, sich einer Person anzuvertrauen, die Sie als stark und als zugewandt zugleich erleben. Erlauben Sie ihr, Sie immer wieder daran zu erinnern, dass es auch andere Sichtweisen gibt als die negative. Hören Sie sich deren Vorschläge in aller Ruhe an und lassen Sie sie wirken. Fühlt es sich denn nicht so richtig gut an, mal die positiven Dinge in Gedanken durchzugehen? Vielleicht ist Ihr Kollege vom obigen Beispiel ja momentan dabei, eine Alternative zu entwickeln, die die beste Lösung aus Ihrer Meinungsverschiedenheit darstellt. Vielleicht wird er mit einer Entschuldigung zu Ihnen kommen und Ihnen einen wirklich guten Kompromiss vorschlagen. Was meinen Sie, wie wäre das?

Sie können Ihre Gedanken auch einfach einmal aufschreiben. Dadurch durchbrechen Sie unmittelbar das Gedankenkarussell, was bereits unglaublich hilfreich ist. Dann versuchen Sie, den Fakten nahezukommen, indem Sie klären, was wirklich vorgefallen sein könnte – ganz ohne einen Bezug zu Ihnen. Denn vielleicht liegt der eigentliche Denkfehler darin, dass Sie viel zu viel auf sich selbst beziehen.

Egal was um Sie herum passiert, es ist wichtig, dass Sie sich immer wieder auf das besinnen, was Ihnen wirklich guttut. Ist es Ihre Familie? War es der letzte Urlaub? Ist es Ihr Hund oder Ihre Katze? Ist es ein Hobby? Ist es Ihr Glaube? Suchen Sie sich jetzt bitte einen Gegenstand, der Sie immer wieder daran erinnert und mit dem Sie gute, schöne Gefühle verbinden. Vielleicht ein Foto von Ihren Kindern? Ein Andenken an den Urlaub? Einen Gegenstand, den Sie mit Ihrem Hobby assoziieren? Einen Engel? Eine Grußkarte? Und nehmen Sie den Gegenstand immer wieder in die Hand oder tragen Sie ihn bei sich, um sich regelmäßig zu vergewissern, worum es wirklich geht. Finden Sie Ihren Frieden, indem Sie sich mit dem beschäftigen, wofür Ihr Herz schlägt.

2. NLP (Neurolinguistisches Programmieren) zum Auflösen der Angst

Es soll schnell gehen? Dann kann Ihnen NLP dabei helfen, Ihre Ängste bzw. Ihre Ängstlichkeit loszuwerden.

Beim NLP verändern wir ganz bewusst unsere Gedanken, damit wir andere Ergebnisse erzielen als bisher – und das funktioniert in sämtlichen Lebensbereichen. Sind wir es gewohnt, vom Schlechtesten auszugehen, so lernen wir mit NLP uns dergestalt umzuprogrammieren, dass wir uns immer auf die Lösung ausrichten. Dies gelingt allerdings nicht verstandesmäßig, denn dann wäre die Rückfallquote zu hoch, sondern auf der Ebene des Unterbewusstseins, dort, wo sich auch unsere Verhaltensmuster eingegraben haben, die wir verändern möchten. Es wird quasi die eine Gedankenautobahn stillgelegt und eine neue angelegt.

Für den Umgang mit zu großer Angst oder irrealer Angst hat NLP ein hilfreiches Tool entwickelt, die Fast Phobia Cure. Diese Anwendung dient dazu, die Wahrnehmung so zu verändern, dass uns unsere Angst zwar noch vorsichtig sein lässt, wir aber nicht mehr gezielt nach Gefahren und Problemen suchen.

Die Idee dahinter ist, dass unser Gehirn nicht zwischen der Realität und einer Geschichte unterscheiden kann. Warum auch sonst sollten Sie all Ihre irrealen Ängste glauben? Genauso aber können wir die Geschichten zu unseren Ängsten verändern. Dafür versetzen Sie sich in einen großen Kinosaal und schauen sich dabei zu, wie Sie beispielsweise ihre letzte Panikattacke erlebt haben. Parallel dazu beobachten Sie sich, wie Sie Ihren eigenen Film sehen (all das ist ja in der Phantasie möglich). Als Beobachter des Geschehens können Sie jetzt den Film verändern. Dafür lassen Sie den Film immer wieder von vorn beginnen und fügen Dinge hinzu, verstärken andere oder lassen auch welche weg – solange, bis Sie sich wohlfühlen oder zumindest gut mit Ihrer Angst leben können. Dieses gute Gefühl wird schließlich im Körper verankert, sodass Sie es immer wieder willentlich hervorrufen können.

Was ich Ihnen hier ganz kursorisch dargestellt habe, kann Ihnen ein zertifizierter NLP-Practitioner noch viel besser nahebringen. Wenn Sie diese Methode angesprochen hat, dann erkundigen Sie sich, wo Sie in Ihrem Umfeld einen NLP-Spezialisten finden. Eventuell gibt es auch Online-Angebote dazu. Versuchen Sie es aber bitte nicht auf eigene Faust, denn das Umprogrammieren kann auch Dinge auslösen, die Sie nicht möchten.

3. Stress reduzieren & gesünder ernähren

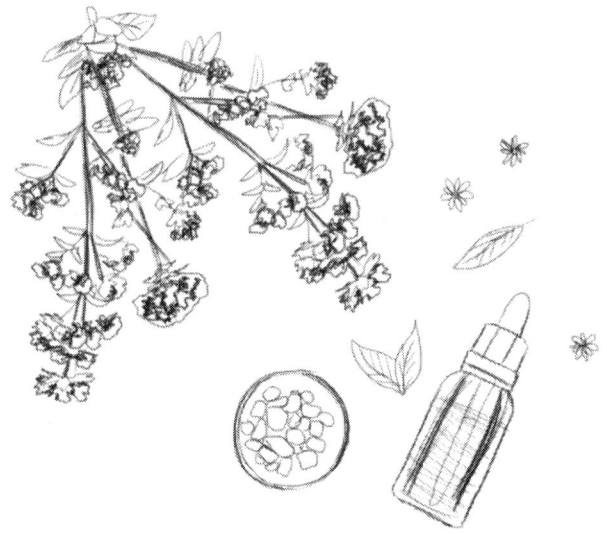

Unsere Ernährung bestimmt ganz wesentlich, wie wir uns fühlen. So wie kleine Tabletten eine große Wirkung haben, so verhält es sich mit allen Nahrungsmitteln. Daher kommt es auf die Zusammensetzung an, ob wir uns gestärkt fühlen oder uns unser Essen schlapp, müde und gereizt sein lässt. In diesem Sinne sollten Sie auf eine ausgewogene Ernährung achten, um Ihren Ängsten auf die Spur zu kommen.

Ein wichtiger Faktor ist der Zuckergehalt unseres Essens. Im Zuge der Industrialisierung haben sich unsere Ernährungsgewohnheiten sehr verändert. Zum einen sind Fertigprodukte in Hülle und Fülle vorhanden, zum anderen werden diese mit viel Fett und Zucker ausgestattet, weil das die Stoffe sind, nach denen unser Körper giert – um für den Notfall gerüstet zu sein, den wir heutzutage gar nicht mehr erleben. Daher gilt es, besonders den Zuckerkonsum zu reduzieren und auch den Fettgehalt des Essens im Auge zu haben.

Zucker löst eine Kaskade an Hormonen und Regulierungen in unserem Körper aus, die von einem raschen Anstieg des Blutzuckerspiegels bis zur Gegenreaktion und einem plötzlichen Absenken desselben reichen. Weitere Hormone werden ausgeschüttet, um dem wieder entgegenzuwirken. Ein ständiges Auf und Ab belastet und schwächt uns. In den schlechten Phasen reagiert unser Herz mit Nachdruck, unser Atem beschleunigt sich. Gleichzeitig steigen Angstgefühle auf, weil sich das Ganze einfach nicht gut anfühlt. Im Zweifelsfall machen wir dann das, was diesen Zustand festschreibt oder gar verstärkt: Wir schieben die nächste Schokolade hinterher, trinken schnell einen Kaffee, um wieder wach zu werden, oder stecken uns eine Zigarette an oder gönnen uns ein Bierchen, um zu entspannen. Ein Teufelskreis, der die Nebenniere, die Bauchspeicheldrüse, das Gehirn, aber auch unseren Gemütszustand auf Dauer nachhaltig schädigt. Nehmen Sie daher Ihr Essen genauso ernst wie hoffentlich die Medizin, die Sie zu sich nehmen. Seien Sie wählerisch. Nehmen Sie nur das Beste und davon nur so viel, wie wirklich nötig. Denn unser Körper braucht in der Regel weniger, als wir ihm heutzutage zuführen. Menschen, die mit dem Essen aufhören, bevor sie ganz satt sind, haben daher ein besseres Körpergefühl, fühlen sich fitter, wacher und sind konzentrierter. Schließlich muss dann nicht so viel Energie in die Verdauung gesteckt werden.

Was gehört unbedingt zu einer ausgewogenen Ernährung?

Kohlenhydrate sind das, was uns satt macht. Wählen Sie hierfür sogenannte komplexe Kohlenhydrate wie Vollkornprodukte, Hülsenfrüchte oder Kartoffeln. Bei den Fetten sollten Sie auf die mehrfach ungesättigten achten. Zudem sind die Omega-3-Fettsäuren, die in Kernen, Nüssen und in Fisch enthalten sind, besonders gut für unser Gehirn. Trinken Sie weniger Kaffee und öfter grünen oder schwarzen Tee. Das darin enthaltene Teein putscht nicht so stark auf wie Koffein. Außerdem schützt der Wirkstoff L-Theanin unser zentrales Nervensystem. Je abwechslungsreicher Sie sich ernähren, desto besser versorgen Sie sich mit den essentiellen Nährstoffen wie Vitaminen und Mineralstoffen. Auch wenn Sie diese als Nahrungsergänzungsmittel erwerben können, ist es doch immer noch besser, sie direkt mit dem Essen zu sich zu nehmen, zumal Sie sich dann auch mit den Ballaststoffen, die in Obst und Gemüse enthalten sind, etwas Gutes tun. Solange Sie jedoch mit übergroßen Ängsten zu kämpfen haben, ist es wichtig, dass Sie auf genau die Wirkstoffe Wert legen, die Ihr Nervensystem stärken. Dazu gehören Vitamin B 12, Magnesium, Lecithin und Zink.

4. Wenn-dann-Pläne

Schon wieder genauso reagiert wie beim letzten Mal? Und das, obwohl Sie sich doch fest vorgenommen hatten, es diesmal anders zu machen?

Da hilft es, sog. Wenn-dann-Pläne auszuarbeiten. Mit diesen Plänen legen Sie fest, was Sie anders machen wollen. Was Sie genau unternehmen, wenn Sie wieder merken, wie sich Ihr Magen verkrampft und sich die Schultern nach oben ziehen. Wenn Sie dann wissen, was Sie tun möchten, vergeht keine kostbare Zeit mit Überlegen und es passiert Ihnen immer seltener, dass Sie wieder in alte Verhaltensmuster verfallen. Das Gute an diesen Plänen ist, dass Sie aus dem Denken heraus- und in das Handeln hineinkommen.

Was können Sie also tun? Wenn sich wieder eine Panikattacke ankündigt, dann könnten Sie die Fünf-Finger-Atemübung machen (TEIL III - SELBSTHILFE BEI ANGST & PANIK, Kapitel 5: Atemtechniken). Formulieren Sie für sich ganz persönlich aus, was für Sie hilfreich ist. Schreiben Sie es auf und sprechen Sie mit ihrem näheren Umfeld darüber. So können Sie sich Unterstützung holen, falls Sie sich doch wieder von Ihren Gefühlen überrollen lassen.

Wenn Sie jetzt zunehmend andere, hilfreichere Verhaltensmuster aufbauen, dann werden Sie auch merken, wie sich Ihr Denken verändert. Das Grübeln wird verschwinden und Sie werden immer mehr die Dinge im Blick haben, die Ihnen gut gelingen.

5. Die Gedanken verändern

Wir können so viele Dinge über unseren Verstand lösen. Er ist eine richtige Lösungsmaschine. Genauso können Sie ihn einsetzen, um Ihrer Angst auf die Schliche zu kommen. Stellen Sie sich Fragen und Ihr Verstand wird unmittelbar nach einer Antwort suchen. Denn unser Verhalten ist oftmals Ausdruck einer dahinterliegenden Emotion, die uns selbst nicht so offenkundig ist oder die wir tatsächlich lieber verbergen möchten.

Fragen Sie sich daher, was sich hinter Ihrer Angst verbergen könnte. Vielleicht handelt es sich um eine Stresssituation, die Sie belastet. Nehmen wir an, Sie haben Angst davor, eine schlechte Leistung bei der Arbeit vorzuweisen und setzen sich dadurch sehr unter Druck. Dann könnte das dahinterliegende Problem sein, dass Sie Angst davor haben, Ihren Arbeitsplatz zu verlieren und Ihren finanziellen Verpflichtungen Ihrer Familie gegenüber nicht mehr nachkommen zu können.

Dann würde die nächste Frage lauten, wie Sie mit Ihrer Angst so umgehen könnten, dass sie Sie nicht weiterhin schwächt oder was Sie tun könnten, um innere Stärke zu gewinnen. Sie könnten beispielsweise überprüfen, wie wahrscheinlich es ist, dass Ihnen gekündigt würde, bzw. ob Sie eine Arbeit finden können, bei der Sie sich besser aufgehoben fühlen – sowohl was den Leistungsanspruch als auch was die Arbeitsplatzsicherheit angeht. Sie könnten aber auch mit Ihren Kolleg:innen darüber sprechen, wie mit Fehlern in Ihrer Firma so umgegangen werden könnte, dass sie nicht als Makel, sondern als Chance angesehen werden, etwas besser zu machen.

Letztlich können sich viele unbewusste Themen hinter einer dauerhaften Angst verstecken. In der Partnerschaft könnte es sich um ein geringes Selbstwertgefühl handeln. In der Kindererziehung ist es oftmals eine Unsicherheit bezüglich des eigenen Stils gegenüber dem der eigenen Eltern. Am Arbeitsplatz kann es auch an der Eigenwahrnehmung hinsichtlich des Älterwerdens und der Ersetzbarkeit liegen. Einsamkeit oder finanzielle Not können ebenfalls unterschwellige Befürchtungen sein.

Nicht immer werden Sie allein eine tragfähige Lösung finden, wie Sie konstruktiv mit der Angst umgehen können. Seien Sie hier offen für Hilfsangebote. Vertrauen Sie sich Freunden an oder suchen Sie Ihren Hausarzt auf, um auszuloten, welches der richtige Weg für Sie wäre. Wichtig ist es auf jeden Fall, dass Sie sich nicht zurückziehen. Gerade der soziale Kontakt ist der Schlüssel dafür, aus dem Gedankenkarussell auszusteigen und andere Perspektiven kennenzulernen und eventuell anzunehmen.

Dabei geht es nicht darum, vollkommen angstfrei zu werden, denn das ist gar nicht möglich. Doch einen „gesunden" Umgang mit der Angst, den dürfen wir wieder lernen, damit sie uns nicht mehr fernsteuern kann. Dafür ist je nach Ausprägung eine professionelle Unterstützung notwendig, da der Therapeut die Übungen kennt, die Ihnen jetzt am ehesten weiterhelfen. Doch auch er wird von Ihnen aktives Selbstmanagement erwarten, schließlich ist es Ihre Angst – der können nur Sie selbst so gelassen wie möglich begegnen.

6. Reframing der Angst

Was wäre, wenn Sie die Geschichte Ihrer Angst neu schreiben könnten? Genauso wie Sie Ihnen gefällt? Genau das wird beim Reframing gemacht. Sie setzen Ihre Angst in einen neuen Bezugsrahmen. Sie fragen sich nicht mehr, was noch Schlimmeres passieren könnte. Sondern: Wozu war dieses Gefühl gut? Wozu war ich dadurch in der Lage? Wovor hat es mich beschützt? Sie arbeiten also das Gute an dem Gefühl heraus und nehmen der Angst damit die negative Bewertung.

Dabei ist es sicherlich hilfreich, sich klarzumachen, dass Gefühle zunächst weder positiv noch negativ sind. Es sind lediglich Reaktionen, die in unserem Leben eine bestimmte Funktion erfüllen. Vielleicht zeigen uns Wut und Ärger, wo wir noch nicht ausreichend zu unserer eigenen Meinung gestanden haben. Vielleicht sorgen Freude und Spaß für eine festere Bindung mit unserem Umfeld, für mehr Vertrauen. Vielleicht empfinden wir Langeweile, um uns auf neue Ideen vorzubereiten.

Worin will Sie also Ihre Angst unterstützen? Was, wenn die Angst Ihr bester Freund sein wollte? So habe ich einmal gehört, dass sich hinter der Angst unser größtes Potenzial verbirgt. Doch die Angst möchte uns vor den Schwierigkeiten schützen, die sich auftun, wenn wir neue Dinge wagen. Was aber passiert wirklich, wenn wir uns das Ungewisse zutrauen? Wir werden erleben, was möglich ist und was nicht. Wir werden an unseren Aufgaben wachsen. Wir werden mutiger und selbstbewusster. In diesem Sinne weist unsere Angst also genau auf das Gegenteil von dem hin, was wir gerade tun.

Haben wir Angst, in der Partnerschaft verletzt zu werden, ist es doch genau das, was wir wollen: eine Beziehung, in der intime Nähe normal ist, in der wir uns verletzlich zeigen können – so wie wir eben sind – und so miteinander wachsen können. Haben wir Angst vor dem Fliegen, sehnen wir uns tatsächlich danach, endlich einmal wieder einen exotischen Urlaub zu machen, den wir uns so lange aus Vernunftsgründen verboten haben. Zittern unsere Knie bei dem Gedanken an das bevorstehende Bewerbungsgespräch, zeigt es uns, wie wichtig uns der Termin ist, wie unbedingt wir die Stelle haben möchten.

Waren Sie schon einmal verliebt? Und haben Sie sich auf das nächste Date so richtig gefreut? Wie hat sich das angefühlt? – Richtig, genauso wie Ihre Angst, oder? Nur haben Sie damals Ihre körperlichen Symptome positiv gedeutet. In unserem Gehirn laufen also ähnliche Vorgänge ab, ob wir nun Freude oder Angst verspüren. Die Frage ist nur, was wir daraus machen.

Sie können dieses Reframing jederzeit anwenden, indem Sie Ihre Angstsymptome als Vorfreude werten. Und schon wird aus dem Zittern ein Vibrieren, aus dem beschleunigten Herzschlag freudige Erregung, der schnellere Atem verleiht Ihnen Lebendigkeit und Energie. All dies ist nichts Schlimmes. Sie realisieren dabei lediglich, dass die Angst Ihnen gar nicht schaden kann. Verstärken Sie Ihre guten Gefühle, indem Sie sich selbst motivieren. Seien Sie humorvoll mit sich selbst. Nehmen Sie es sportlich und gehen Sie täglich aktiv eine Sache an, vor der Sie Angst haben. Überlegen Sie genau, was Sie dadurch gewinnen können und fokussieren Sie sich darauf. Sie werden schnell merken, wie Ihr Selbstbewusstsein mit jedem Tag wächst und die Ängste immer kleiner werden.

7. Metakognitive Therapie (MCT)

Diese Therapieform beschäftigt sich mit der Angst vor der Angst oder der Sorge um die Sorge, um die Verselbstständigung unserer Gedanken in die negative Richtung.[6] Wenn Sie sich darüber ärgern, dass Sie sich so viele Sorgen machen, verstärken Sie das negative Gefühl in Ihnen und Ihr Körper reagiert entsprechend mit weiteren Alarmsignalen wie Herzrasen, flachem Atem, flauem Magen, zittrigen Knien etc. Doch kann, wie wir bereits bei der Fast Phobia Cure und dem Reframing gesehen haben, das innere Bild, das wir mit unserer Angst und unserer Sorge verknüpfen, verändert werden. Sie entscheiden also selbst, in welche Richtung sich Ihre Gedanken bewegen.

Was wäre, wenn Sie sich nicht dafür abwerten, dass Sie sich schon wieder Sorgen machen, weil Sie sich doch eigentlich vorgenommen hatten, das nicht mehr zu tun? Was wäre, wenn Sie stattdessen etwas Positives zu sich sagen würden wie: „Ich mache mir Sorgen, um auf Nummer Sicher zu gehen"? Sobald Sie erkennen, welche Funktion die Sorgen oder der Ärger für Sie übernehmen, können Sie sich innerlich wieder entspannen. Außerdem können Sie dann auch erkennen, ab wann die Sorgen übertrieben und Ihre Ängste unbegründet sind. Nämlich immer dann, wenn die notwendige Sicherheit bereits erreicht ist. Wenn Sie sich beim Autofahren anschnallen und der Verbandskasten sowie die Warnwesten im Kofferraum liegen. Wenn Sie sich im Flugzeug so wie die anderen nach den Vorgaben des Bordpersonals richten. Wenn Sie in einem Raum mit einer Spinne die Spinne Spinne sein lassen, solange sie so weit weg ist, dass Sie keinerlei Kontakt zu ihr haben. Wenn

---

6   Vgl. Korn, Sipos & Schweiger (2012).

Sie, bevor Sie das Haus verlassen, Ihren Rundgang gemacht haben, ob die Fenster geschlossen sind, die Wasserhähne abgedreht und der Herd ausgestellt ist, und sich anschließend beruhigt anderen Themen zuwenden.

Ihre Gedanken laufen lediglich in Ihrem Verstand ab. Und zwar unabhängig von irgendeiner realen Gefahr. In diesem Fall ist es dann der Gedanke selbst, der Sie ängstlich oder sorgenvoll werden lässt. Sie dürfen diese Art von Gedanken unter der schönen Rubrik „Fantasie" einordnen. Sie haben eine gut ausgeprägte Vorstellungskraft mit starken, für das Unterbewusstsein sehr wirksamen Bildern. Diese Bilder sind für Ihr Unterbewusstsein real. Es kann nicht zwischen (fiktiver) Geschichte und Geschehen außerhalb von Ihnen unterscheiden. Daran erkennen Sie auch, dass es sich gar nicht lohnt, sich Sorgen zu machen, denn diese allein verändern die Situation nicht ins Positive. Die Sorgen schützen Sie nicht vor einem Flugzeugabsturz oder vor einer Spinne. Die Sorgen verbessern Ihre Beziehung nicht und lassen Sie nicht leistungsfähiger werden.

Wie schnell Ihr Körper auf ein Bild reagiert, können Sie selbst testen:

Schließen Sie dazu bitte die Augen und stellen sich eine schöne, strahlend gelbe Zitrone vor. Nehmen Sie die Zitrone in Gedanken in die Hand, fühlen Sie die charakteristische Oberfläche und riechen Sie an ihr. Nun schneiden Sie sie auf, schneiden eine Scheibe ab, halbieren Sie diese und beißen hinein.

Und? Merken Sie etwas?

Bei mir läuft schon das Wasser im Mund zusammen. Bei Ihnen auch?

Wie können Sie jetzt diese Erkenntnis für sich nutzen?

Die Wirkung Ihrer Gedanken wächst in dem Maße, wie Sie Ihren Gedanken nachgehen und sie mit Gefühlen aufladen. Wenn Sie diese jedoch lediglich wahrnehmen, ohne sie zu bewerten und auf sie einzusteigen, verflüchtigen sie sich wieder – so wie jedes Gefühl, das wir lediglich registrieren, ebenfalls innerhalb von wenigen Sekunden wieder abgeflacht ist.

Im Rahmen der Metakognitiven Therapie lernen Sie daher sorgsam mit Ihren Gedanken umzugehen, deren Ausrichtung aktiv zu steuern und ihnen immer nur so viel Gewicht zu geben, wie Sie wirklich möchten.

8. Emotionsregulation

Es gibt Menschen, die leben „aus dem Bauch heraus". Die vertrauen ihren Gefühlen ganz und gar. Man spricht dann auch von impulsgesteuerten Personen.

Jetzt könnten Sie ja sagen, Ihre Angst kommt auch aus dem Bauch, denn mit dem Verstand hat das ja nicht viel zu tun. Warum sollten Sie dann Ihrer Angst nicht (mehr) vertrauen?

Da haben Sie vollkommen recht, denn unsere Emotionen sind Informationen und Handlungsaufforderung zugleich. Bei dem Gefühl von Angst ist etwas zu tun. Wie eingangs beschrieben sollten wir uns während der ersten Schrecksekunde orientieren und die anschließende Energie, die uns durchströmt, für schnelles Handeln nutzen (aktiv werden oder sich in Sicherheit bringen). Das ist alles sehr sinnvoll, wenn echte Gefahr besteht. Was aber, wenn sich unsere Gefühle verselbstständigt haben? Wenn wir uns ohne ein Anzeichen von Gefahr ängstigen oder sorgenvoll sind? Einfach nur, weil ja theoretisch etwas Schlimmes passieren könnte oder wir einen wichtigen Schritt nicht schaffen könnten? Zudem könnten uns unsere Gefühle dazu verleiten, etwas wirklich Dummes zu tun, wie unseren Ärger an unserem Vorgesetzten auszulassen oder unser Kind vor lauter Ratlosigkeit zu schlagen. Das wollen wir ja nun wirklich nicht.

Hier setzt die Regulation Ihrer Emotionen an. Es geht darum, einerseits das Gefühl wahrzunehmen, weil es ganz normal ist zu fühlen. Bestimmen Sie in Gedanken die Qualität dieses Gefühls: starke Wut, große Angst, leichte Sorge, Vorfreude, Kummer, Enttäuschung etc. Und dann bestätigen Sie sich, was Sie festgestellt haben: „Ich empfinde gerade Sorgen. Und das ist vollkommen okay so."

Nun machen Sie sich bitte klar, dass Sie dieses Gefühl „nur" fühlen, dass Sie es nicht sind. Das Gefühl möchte Sie auf etwas aufmerksam machen. Sie müssen sich davon aber nicht fernsteuern lassen. Dem Satz „Ich empfinde gerade Sorgen" können Sie noch hinzufügen: „Ich bin nicht meine Sorgen. Ich entscheide daher jetzt, wie ich damit umgehen möchte." Sie gehen also aus der Opferrolle heraus und nehmen eine aktive Haltung ein. So gewinnen Sie Ihre Macht über das Geschehen wieder zurück.

Wozu könnten Ihre Sorgen Sie nun motivieren? Wenn Sie sich beispielsweise Sorgen machen, beim anstehenden Skiurlaub einen Unfall zu bauen, könnten Sie jetzt beginnen, morgens und abends eine halbe Stunde Skigymnastik zu machen. Damit stärken Sie Ihre Muskulatur und werden gleichzeitig beweglicher. Somit schützen Sie sich bestens vor einem Beinbruch und können den Urlaub viel besser genießen. Wenn Sie sich über Ihren Chef ärgern, könnten Sie überlegen, ob er eventuell aus seiner Perspektive sogar recht hat mit dem, was er bei Ihnen kritisiert hat. So könnten Sie mit ihm ins Gespräch kommen und beide Seiten beleuchten. Vielleicht freut er sich sogar darüber, weil er gar nicht weiß, welche Herausforderung seine Aufgabenstellung für Sie bedeutet. Vielleicht kann er das ja gar nicht wissen?

So führt die Reflexion über das Gefühl oftmals dazu, dass wir genau das Gegenteil von dem tun, was es uns im ersten Impuls zu sagen scheint. Eine ähnliche Sichtweise haben wir bereits beim Reframing der Angst kennengelernt. Wir dürfen lernen, dass unsere Gefühle an alte Erlebnisse geknüpft sind, die wir aber heute überwunden haben. Wir dürfen uns fragen, ob uns unser Gefühl heute noch den Schutz gibt, den wir als Kind und als Heranwachsende:r benötigt haben. Wir dürfen erkennen, dass wir heute als Erwachsene überreagieren, weil uns eine Reaktion an eine alte Verletzung erinnert, als wir uns hilflos ausgeliefert fühlten. Ist das Gefühl also heute noch angemessen? Vor allem auch in seiner Intensität? Oder passiert eventuell genau das Gegenteil von dem, was ich mir wünsche, wenn ich ungefiltert darauf eingehe?

In einer Beziehung könnte der Partner beispielsweise feststellen, dass Sie im Haushalt weniger tun als er. Aus seiner Wahrnehmung heraus hat er natürlich recht. Da es allerdings schwierig ist, die Tätigkeiten im Haushalt hundertprozentig aufzuteilen, könnte es sein, dass Sie sich ebenfalls benachteiligt fühlen. Jetzt kommt es darauf an, welche Gefühle Sie mit dem Haushalt verbinden und mit dem Thema Gerechtigkeit. Vielleicht sind Sie Einzelkind und sehr umsorgt worden, dann finden Sie gar nichts dabei. Vielleicht hat Ihr Partner mehrere Geschwister und es gab unter ihnen immer Streit darüber, wer den Müll runterbringen und wer den Abwasch machen musste. So gilt es, Ihre Gefühle zu hinterfragen, bevor Sie den anderen beschimpfen, denn Ihre Gefühle passen möglicherweise nicht mehr in die aktuelle Zeit.

9. Natürliche Heilmittel gegen innere Unruhe, Angst und Panik

In heutiger Zeit ist es üblich, wenn es einem nicht gut geht, zum Arzt zu gehen und sich ein Medikament verschreiben zu lassen. Ich möchte Ihnen jedoch mit diesem Ratgeber alternative Wege aufzeigen, damit Sie aktiv mit der inneren Unruhe und Angst umgehen können. Meiner Meinung nach sollten wir Medikamente wirklich nur als Ausnahme betrachten, schließlich ist unser Organismus ein exzellenter Selbstheiler und so bleiben wir viel besser in Kontakt mit uns selbst. Doch bitte verstehen Sie mich nicht falsch: Dieses Buch kann keinen Arzt oder Therapeuten ersetzen. Es kann Sie aber dazu ermächtigen, etwas für sich selbst zu tun und im Zweifelsfall besser zu beurteilen, was jemand anderes Ihnen empfiehlt. Vielleicht fällt es Ihnen dann sogar leichter, sich auf die therapeutischen Maßnahmen einzulassen, weil Sie deren Nutzen und Hintergründe viel schneller erkennen.

Baldrian, Passionsblume und Johanniskraut sind die gängigen natürlichen Heilmittel, die leichte Ängste mildern können und gerne in Kombination genommen werden. Zusätzlich werden Melisse und Hopfen empfohlen. Es gibt sie als Tee, Tinktur, aber auch in Tablettenform. Durch die Inhaltsstoffe der Passionsblume beispielsweise wird die Ausschüttung der GABA-Neurotransmitter erhöht.[7] Das beruhigt Ihren Organismus und reduziert dadurch Ihre innere Unruhe und Anspannung.

Bedenken Sie jedoch, dass es auch bei natürlichen Heilmitteln Nebenwirkungen geben kann. So machen die Passionsblume und Baldrian

---

7   Vgl. K. Janda; K. Wojtkowska; K. Jakubczyk et al. (2020).

schläfrig. Nehmen Sie sie nur, wenn Sie nicht voll konzentrationsfähig sein müssen wie beispielsweise beim Autofahren oder dem Bedienen von Maschinen. Manche Menschen reagieren auf Passionsblume allergisch. Das Johanniskraut kann die Wirkung anderer Medikamente, die Sie ebenfalls einnehmen, verändern. Sprechen Sie also in jedem Fall mit Ihrem Arzt, ob es eine Kontraindikation bei diesen natürlichen Beruhigungsmitteln gibt.

Im Internet finden Sie auch noch sog. CBD-Produkte, die Bestandteile der Hanfpflanze enthalten. CBD steht für Cannabinoide, die nicht berauschend, sondern beruhigend sind. Die frei verkäuflichen Produkte enthalten allerdings eine so geringe Menge des Wirkstoffes, dass es sich eher um einen Marketing-Gag handelt, als um ein Heilmittel. Bevor Sie es damit versuchen möchten, lassen Sie sich bitte in einer Apotheke diesbezüglich beraten.

TEIL III
SELBSTHILFE BEI ANGST & PANIK

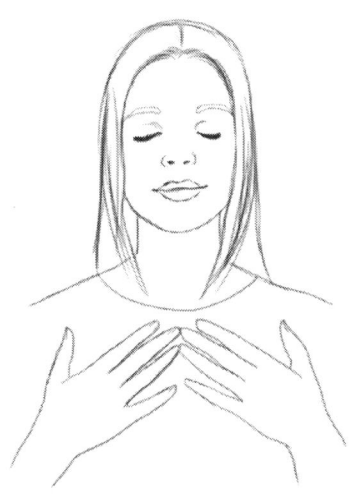

1. Meditationen

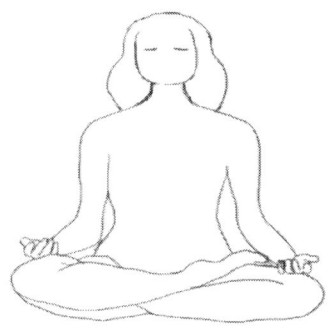

Das Meditieren ist eine besondere Form, in die Stille zu gehen. Hierfür setzen Sie sich einfach für 20 Minuten an einen ruhigen, bequemen Ort, schließen die Augen und lassen die Zeit verstreichen. Da es aber den allermeisten Menschen in unserer hektischen, westlichen Welt am Anfang sehr schwerfällt, eine Zeit lang ganz bewusst nichts zu tun, gibt es inzwischen viele Variationen, um Ihnen den Zugang zu dieser Stille zu eröffnen. Denn diese Stille ist der Zugang zu Ihrem inneren Wissen. Hier lernen Sie Ihre eigene Wahrheit kennen. Hier empfangen Sie die Impulse, die Ihnen auf Ihrem Lebensweg die Ausrichtung geben, die Sie in ein erfülltes Leben führt. Jenseits von Leistungsdruck, Wettbewerb, Vergleich, Scham, Trauer und Krankheit. Ich wünsche es jedem Menschen, den Zugang zu dieser Stille zu finden und sich damit selbst zu erkennen.

Im Folgenden möchte ich Ihnen ein paar Beispiele nennen, wie Sie in diesen Zustand der Stille eintauchen können, ohne stillsitzen zu müssen.

Wenn Sie einen Spaziergang machen, dann nehmen Sie sich einmal vor, die nächsten zehn Minuten jeden Schritt ganz bewusst zu machen. Setzen Sie den Fuß langsam auf, spüren Sie, wie er abrollt, wie er Ihr Gewicht aufnimmt, wie er sich wieder vom Boden abhebt. Spüren Sie, wie sich der Untergrund anfühlt und sich gegebenenfalls verändert im Laufe der Strecke, die Sie zurücklegen. Lassen Sie währenddessen Ihre Gedanken frei fließen. Gehen Sie nach Möglichkeit gar nicht weiter auf sie ein. Falls Ihnen das schwer fällt, reagieren Sie einfach mit einem „Ach, so ist das." Oder einem „Ach, so siehst du das." Das Ziel dieser Gehmeditation ist es, dass Sie sich ganz auf Ihren Körper einlassen und sich mit ihm verbinden. Ihr Körper ist der Tempel Ihrer Seele. Sie sind nicht Ihr Körper. Doch er ermöglicht es Ihnen erst, das Leben hier auf Erden zu erleben. Seien Sie dankbar für alles, was er für Sie tut. Genau das können Sie während der Gehmeditation wahrnehmen und ihm vermitteln. Sie werden merken, wie sich ein wohlig-warmes Gefühl der Dankbarkeit in Ihnen breit macht. Wenn wir dankbar sind, können wir uns keine Sorgen machen. So ist die Gehmeditation auch sehr hilfreich gegen unbegründete oder überzogene Ängste und Sorgen.

Sie können eine Atemmeditation mit einem ähnlichen Fokus durchführen. Dafür setzen Sie sich an einen ruhigen, schönen Ort bequem hin und schließen die Augen. Jetzt konzentrieren Sie sich nur noch auf Ihren Atem und lassen die Gedanken einfach kommen und gehen. Sie tun das ohnehin, ob Sie sie beachten oder nicht. Finden Sie nun einen gleichmäßigen Atemrhythmus und ziehen Sie die Luft bis tief in Ihren Bauch hinein. Sollte es Ihnen schwerfallen, die Gedanken einfach da sein zu lassen, atmen Sie vier Herzschläge lang ein, halten Sie den Atem bis vier Herzschläge lang an und atmen Sie dann wieder vier Herzschläge lang aus. Ihr Herzschlag wird sich beruhigen, Ihr Körper wird den Sauerstoff dankbar in sich einsaugen und Sie werden innerlich entspannen und Kraft tanken.

Manchmal hilft es auch, sich seine Angst gezielt anzuschauen. Nehmen Sie dafür eine Meditationshaltung im Sitzen ein. Schließen Sie die Augen, atmen Sie ruhig ein und aus und rufen Sie das Gefühl der Angst wach. Lediglich das Gefühl. Keine spezielle Situation. Fühlen Sie die Angst. Wo sitzt sie in Ihrem Körper? Drückt es irgendwo? Wird Ihnen flau im Magen? Wird Ihnen schwindelig? Wenn Sie sich Ihrer Angst ganz bewusst sind, dann bedanken Sie sich bei ihr dafür, dass sie Sie beschützen möchte. Sagen Sie ihr, dass das nicht mehr nötig ist, weil Sie das jetzt selbst übernehmen. Und zählen Sie sich anschließend auf, wie Sie anders reagieren könnten. Wie Sie es schaffen könnten, den Turm doch zu besteigen, die Spinne zu fangen und aus dem Fenster zu werfen, dem geliebten Menschen etwas zu sagen, was Ihnen auf dem Herzen liegt usw. Machen Sie sich Mut und malen Sie sich aus, wie Ihre Geschichte gut ausgeht.

2. Fantasiereisen

Eine Fantasiereise ist wie eine Meditation mit einem Thema. Lesen Sie sich den nachfolgenden Text einmal ganz durch und vollziehen Sie ihn anschließend im Geiste noch einmal nach. Damit Sie sich von Ihren Ängsten lösen können, lautet das Thema der folgenden Fantasiereise „Altes geht – Neues kommt". Nehmen Sie dafür eine bequeme Sitzhaltung ein, schließen Sie die Augen und atmen Sie gleichmäßig bis in den Bauch. Entspannen Sie nach einander Schultern, Arme, Hände, Beine und Füße und begeben Sie sich anschließend auf eine innere Reise.

„Du befindest dich auf einer grünen Sommerwiese. Die Sonne scheint. Du spazierst mit nackten Füßen über die Wiese. Gänseblümchen und Löwenzahn blühen, Schmetterlinge, Bienen und andere Insekten flattern herum. Ein leichter Wind geht. Du spürst ihn sanft auf deiner Haut. Du genießt, was du erlebst.

Das leise Gurgeln von fließendem Wasser gelangt an dein Ohr. Du folgst diesem Naturklang, bis du an einen kleinen, schnell fließenden Bach gelangst. Hohe Bäume ragen neben ihm auf. Sie spenden kühlen Schatten. Der Wind bewegt die Blätter ganz sanft. Du steigst mit deinen nackten Füßen in das kalte Nass. Du bleibst stehen und spürst, wie die Kälte deine Beine hinaufsteigt und dich erfrischt. Da fällt dir ein ovaler Kieselstein ins Auge. Du bückst dich und hebst ihn auf. Er erinnert dich an eine Person. Du reibst den Stein trocken. Er schmeichelt deinen Fingern. Die samtweiche Oberfläche schmiegt sich an deine Haut. Er wird langsam wärmer. Du fühlst dich wohl und geborgen.

Du steigst wieder aus dem Wasser und läufst nun am Ufer des Baches entlang, der immer kräftiger und breiter wird und sich zu einem kleinen Fluss entwickelt. Dort führt eine wunderschöne Steinbrücke an das andere Ufer. Du überquerst die Brücke, lässt deine Hand über das Geländer gleiten und blickst hinab ins Wasser zu den kleinen Wirbeln und Stromschnellen.

Immer wieder spritzen kleine Wassertropfen hoch. Das Licht reflektiert sich in ihnen. Kleine Lichtblitze kitzeln deine Augen. Aus ihnen entstehen Lichtpunkte, die sich zu einer wunderschönen schwebenden Kugel formen. Sie bewegt sich durch die Luft hinauf zu dir und begleitet dich nun. Ein vertrauensvoller, freundlicher Begleiter auf deinem Weg. Du empfindest tiefe Freude. Ein Lächeln gleitet über dein Gesicht.

Die Lichtkugel führt dich über die Brücke hin zu einer großen Lichtung. Dort steht eine steinerne Schale auf dem Boden. Sie wirkt wie ein historisches Mal aus uralter Zeit. Wie viele Rituale sind hier schon zelebriert worden? Heute darfst du dich in die Schale stellen, das Alte gehen lassen und das Neue kommen lassen. Lass dich in der Schale von allem befreien, was dich noch belastet.

Du stehst aufrecht in der Schale und öffnest deine Hände vor dir. Dort legst du nun alles hinein, was du loswerden möchtest. Anschließend wirfst du das alles mit Schwung ins All, wo es zerbirst. Stattdessen stellst du dir in den buntesten und schönsten Farben vor, wie du es haben möchtest. Du hebst dabei deine Arme und lässt die universelle Energie durch deinen Scheitel hindurch durch deinen Körper fließen und durch deine Füße wieder austreten. Du fühlst, wie sich all deine Zellen mit dieser Energie füllen. Jede einzelne. Ein leichtes Kribbeln durchzieht deinen Körper. Du weißt jetzt, dass du mit allem verbunden bist. Du fühlst die Liebe Gottes in dir. Nichts kann dich mehr von ihm trennen.

Nun nimmst du die Hände wieder herunter. Du fühlst dich leicht und erfrischt. Du steigst aus der Schale, nimmst Abschied von der Lichtkugel und begibst dich beschwingt wieder auf den Heimweg. Vor Freude beginnst du zu hüpfen und zu tanzen. Du pfeifst ein Liedchen vor dich hin. Dankbarkeit und Geborgenheit sind die Gefühle, die du von der Reinigung in der Schale mitgenommen hast.

Komme jetzt langsam mit deiner Aufmerksamkeit wieder in deinen Körper zurück. Spüre den Sitz, auf dem du sitzt. Kreise langsam deine Füße. Öffne und schließe deine Hände. Atme tief ein und öffne deine Augen.

3. Muskelentspannung

Die Hab-Acht-Stellung, in die uns unsere Angst bringt, fordert unseren ganzen Körper. Wir sind auf dem Sprung. Doch noch lauern wir innerlich, um herauszubekommen, was zu tun ist. Dabei spannen wir unbewusst unsere Muskeln an, damit wir eben schnell loslegen können. Hält die Angst an, kann dies jedoch zu Verspannungen führen. Gleichzeitig ist die Muskelanspannung ein gutes Signal, dass sich die Angst gerade wieder in uns breit macht. Daher empfehle ich Ihnen, sich in solchen Fällen auf Ihren Unterarm zu konzentrieren und zu fühlen, was darin gerade passiert.

Spannen sich die Muskeln an? Ist die Angst begründet? Gibt es einen konkreten Auslöser? Wenn nicht, dann lösen Sie die Anspannung aktiv. Atmen Sie tief in Ihren Bauch hinein und folgen Sie in Gedanken Ihrem Atem. Lassen Sie die Angst verstreichen, denn jede Angst hat einmal ein Ende. Danken Sie ihr, dass sie Sie schützen wollte und erlauben Sie ihr zu gehen, denn die Gefahr ist bereits vorbei.

Das aktive Entspannen der Muskeln fällt uns leichter, wenn wir es im Vorfeld bereits geübt haben. Daher möchte ich Ihnen hier die progressive Muskelentspannung nach Jacobson empfehlen. Wenn Sie die in den kommenden drei bis vier Wochen regelmäßig üben, können Sie situativ sehr viel besser mit Ihrem Körper kommunizieren. Bei vielen Menschen reduzieren sich aber die Angstsymptome bereits während der Übungsphase. Vielleicht tun Ihnen die Übungen ja auch so gut, dass Sie sie langfristig in Ihren Alltag integrieren möchten.

Während der progressiven Muskelentspannung legen Sie sich am besten auf eine bequeme Unterlage. Jetzt werden alle Körperpartien nacheinander erst angespannt und anschließend wieder entspannt. Angefangen bei der rechten Hand, hin zur linken Hand, über den rechten Unterarm und so weiter bis zu den Füßen. Wenn Ihnen das Anspannen nicht so recht gelingen mag, können Sie die Oberschenkel beispielsweise auch fest auf die Unterlage drücken. Am Ende des Durchlaufs spüren Sie noch ein paar Minuten in Ihren Körper und fühlen die Entspannung ganz bewusst.

Erkundigen Sie sich am besten, wo in Ihrer Umgebung die progressive Muskelentspannung angeboten wird. Dafür gibt es eigens ausgebildete Trainer, die wissen, worauf sie bei den Teilnehmenden achten müssen und welche Symptome sich einstellen können. In der Regel wird in einer Kleingruppe geübt. In diesem Setting wird sich Ihr Körpergefühl ganz wesentlich verbessern und Sie werden bei aufsteigender Angst aktiv in die Entspannung gehen können. Sie leiten also bewusst die Gegenreaktion ein, bevor Ihr Organismus überhaupt alle Symptome der Angst hochfahren kann. Auf diese Weise bleiben Sie Meister:in der Situation und sind nicht mehr irgendwelchen Triggern ausgeliefert.

4. Yoga-Übungen

Yoga ist wie Meditation in Kombination mit sanften Körperübungen. Da bei den Yoga-Übungen auch ganz bewusst geatmet wird, werden Körper, Geist und Seele auf wunderbare Weise in Einklang gebracht.[8] Sie kommen ganz ins Hier und Jetzt, wo es keinen Streit, keine Sorgen und keine Ängste mehr gibt. Sie nutzen also mit den Yoga-Übungen die Wechselwirkungen zwischen Körper und Psyche. Wenn Sie die nachfolgenden Posen (sog. Asanas) mindestens 30 Sekunden lang halten, stimulieren Sie Ihr Nervensystem derart, dass die Botenstoffe die Botschaft ans Gehirn senden, dass alles gut ist und sich der gesamte Organismus beruhigen darf. Wenn Sie die Übungen öfter durchführen, steigt Ihre Körperwahrnehmung, Sie fühlen sich beweglicher und aktiver. Das Gefühl des Ausgeliefertseins verschwindet. Dabei können starke Emotionen hochkommen, Tränen können fließen. Geben Sie dem nach. Halten Sie Ihre Emotionen nicht zurück, damit sie sich nicht aufstauen und Sie an falscher Stelle wieder überkommen.

4.1 MARJARASANA (DIAGONALE KATZENHALTUNG)

Gehen Sie in den Vierfüßlerstand. Mit geradem Rücken und nach vorne gerichtetem Blick. Atmen Sie tief und gleichmäßig ein und spüren Sie die Verbindung zwischen Ihnen und dem Boden. Fixieren Sie nun einen Gegenstand etwa in Augenhöhe, damit Sie das Gleichgewicht besser halten können. Strecken Sie beim nächsten Einatmen den rechten Arm nach vorne und beim darauffolgenden Einatmen das linke Bein nach hinten aus. Verbleiben Sie in dieser Position möglichst 30 Atemzüge lang. Lösen

---

8   Vgl. Wolke (2017).

Sie anschließend die Position auf. Kommen Sie mit Ihrem Gesäß auf die Füße, legen Sie die Stirn vor den Knien auf dem Boden ab und strecken Sie die Arme und Hände links und rechts des Kopfes lang aus. Ruhen Sie sich aus und atmen Sie dabei tief in Ihre Flanken (die sog. Balasana).

Wenn Sie sich genügend ausgeruht haben, wiederholen Sie die Asana mit dem linken Arm und dem rechten Bein. Ruhen Sie sich auch danach wieder ausreichend aus.

4.2 Adho Mukha Svanasana (herabschauender Hund)

Gehen Sie erneut in den Vierfüßlerstand, richten Sie Ihren Rücken gerade aus und Ihren Blick nach vorne. Atmen Sie durch die Nase und bis tief in Ihre Flanken hinein. Spüren Sie jede Zelle Ihres Körpers. Spannen Sie nun beim Ausatmen Ihre Arme an und stützen Sie sich fest auf den Boden auf. Schieben Sie anschließend Ihr Gesäß in die Höhe, während sich Ihre Beine stecken. Blicken Sie wie bisher nach vorne. Verlagern Sie Ihr Körpergewicht nach hinten, damit ihr Gesäß die höchste Stelle ihres Körpers einnimmt. Ziehen Sie währenddessen die Schulterblätter zusammen und öffnen Sie Ihre Brust. Lassen Sie nun Ihren Kopf langsam zwischen die Arme nach unten sinken. Entspannen Sie dabei aktiv Ihren Nacken und ihren oberen Rücken.

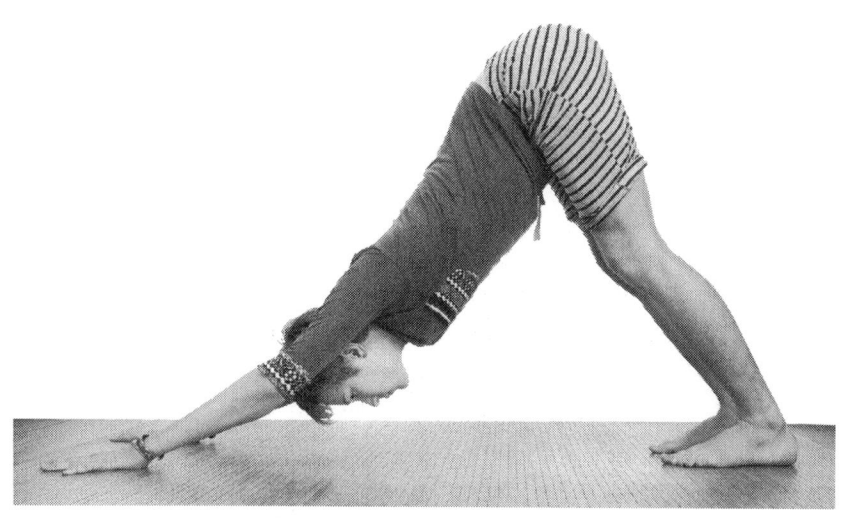

Abbildung 2: Adho Mukha Svanasana (herabschauender Hund) (Quelle: *https://de.depositphotos.com/stock-photos/adho-mukha-svanasana.html?filter=all&qview=40729529*)

Halten Sie diese Stellung mindestens 30 Sekunden lang. Steigern Sie die Haltedauer mit der Zeit, denn der Parasympathikus (der Teil des Nervensystems, der für unsere innere Ruhe zuständig ist) reagiert erst langsam auf diese ausgleichende Pose. Atmen Sie währenddessen gleichmäßig durch die Nase ein und aus. Wenn es genug für Sie ist, kommen Sie wieder in die Ruhephase, in die Balasana. Setzen Sie sich auf Ihre Füße, legen Sie die Stirn auf den Boden und strecken Sie ihre Arme an den Ohren vorbei lang aus.

4.3 PASCHIMOTTANASANA (VORWÄRTSBEUGE)

Vorneweg: Sollten Sie Probleme mit dem Rücken haben (Bandscheibenvorfall oder Verletzungen) oder unter Durchfall leiden, sollten Sie diese Übung nicht durchführen.

Setzen Sie sich mit gestreckten Beinen auf den Boden. Ziehen Sie Ihre Füße an, sodass die Zehen zur Decke zeigen. Richten Sie Ihren Rücken auf und ziehen Sie Ihre Schultern nach hinten. Entspannen Sie dabei den Nacken. Stützen Sie nun Ihre Hände neben der Hüfte auf den Boden. Richten Sie Ihren Blick gerade aus, schließen Sie die Augen. Atmen Sie durch die Nase ein und aus. Nach ein paar Sekunden geht es weiter. Heben Sie die Arme beim Einatmen gestreckt nach oben. Verändern Sie dabei weder Ihre Schultern noch Ihren Nacken. Ihr Kopf und Ihr Blick heben sich ebenfalls.

Wenn Sie wieder ausatmen, senken Sie langsam Ihren Oberkörper nach vorne. Spüren Sie, wie sich Ihre Wirbel vom Steißbein aus nach vorne wölben. Legen Sie als letztes die Arme und Ihren Kopf ab. Auch wenn Sie jetzt noch nicht sehr weit nach vorne kommen, genießen Sie die Dehnung in der Haltung, so wie Sie es aktuell schaffen. Versuchen Sie Stückchen für Stückchen mit den Händen die Unterschenkel und schließlich die Füße zu umfassen. Atmen Sie währenddessen ruhig und tief weiter. Schieben Sie sich mit jedem Atemzug ein wenig weiter nach vorne, bis Ihr Kopf schließlich auf den Schienbeinen zu liegen kommt. Bleiben Sie eine Weile in dieser Haltung. Kommen Sie dann langsam wieder in die aufrechte Sitzhaltung (Dandasana) und legen Sie sich anschließend flach auf den Rücken, wobei Arme und Beine gestreckt sind (Shavasana). Entspannen Sie sich so lange, wie Sie es möchten.

5. Atemtechniken

Weshalb ist bewusstes Atmen so wirkungsvoll?

Wenn Sie ganz bewusst atmen, nehmen Sie sich aus dem aktuellen Geschehen heraus und fokussieren sich nur noch auf das, was in Ihrem Körper abläuft. Dadurch stoppen Sie das Gedankenkarussell und befeuern Ihre Emotionen, die Sie gerade überwältigt haben, nicht noch weiter. Sie regulieren dadurch Ihre Herzfrequenz, Ihren Blutdruck, Ihre Sauerstoffversorgung. Außerdem dankt es Ihnen Ihr Parasympathikus, der für die inneren Vorgänge in Ihrem Körper zuständig ist und dafür Stress überhaupt nicht brauchen kann.

Eine kleine Übung stellvertretend für viele andere ist die sog. Fünf-Finger-Übung.

Öffnen Sie dafür die rechte Hand und spreizen Sie die Finger auseinander. Fahren Sie nun, während Sie einatmen, mit dem linken Zeigefinger von der Handwurzel den Daumen entlang. Machen Sie an der Fingerspitze eine kurze Pause und halten Sie währenddessen den Atem an. Fahren Sie mit dem Zeigefinger den rechten Daumen auf der Innenseite entlang weiter und atmen Sie dabei langsam aus. Verfahren Sie so mit jedem Finger. Konzentrieren Sie sich dabei ganz auf Ihren Atem und auf Ihre Hände. Sie werden merken, wie Sie innerlich ruhiger werden und sich von dem Geschehen um Sie herum nicht mehr ablenken lassen.

Sie können diese Übung jederzeit anwenden, auch wenn Sie unterwegs sind. Vielleicht brauchen Sie irgendwann Ihre Hände nicht mehr als

Hilfestellung. Sie können stattdessen auch immer bis vier zählen (ein – Pause – aus, ein – Pause – aus). Das bringt Sie emotional wieder in Ihr Gleichgewicht und hilft Ihnen bewusste Entscheidungen zu treffen, was als Nächstes zu tun ist.

6. Bewegung und Sport

Weil Körper, Geist und Seele eine Einheit bilden, wollen alle drei Bereiche gleichermaßen beachtet werden. Zumeist vernachlässigen wir aber einen oder zwei der drei Bereiche, wenn es uns gerade nicht gut geht. Da die Emotionen zwar Reaktionen sind, die von unserem Körper hervorgerufen werden, aber in ihrer Wirkung doch eher die Seele und vor allem den Verstand beschäftigen, achten wir oftmals weniger auf die Bedürfnisse unseres Körpers, wenn wir unter Angst und Sorgen leiden. Ja, wir geben ihm höchstwahrscheinlich genau das, was er gerade nicht braucht: zu viel Ruhe, zu viel Süßes, zu viel Alkohol.

Stattdessen wäre Bewegung angesagt – das Einzige, was unseren Körper wirklich glücklich macht – um sich dann wieder auszuruhen. So erstaunt es nicht, dass körperliche Bewegung als Therapieform eingesetzt wird und als solche wissenschaftlich anerkannt ist.[9] Die positive Wirkung wird vor allem auf den ausgeglicheneren Hormonhaushalt zurückgeführt. So wird ein Mangel am Glückshormon Serotonin für unsere anhaltenden Angstzustände verantwortlich gemacht.[10] Bringen wir aber unseren Körper in Schwung, so werden auch vermehrt Neurotransmitter und Hormone ausgeschüttet, weil ja einfach viel mehr passiert und reguliert werden muss. Serotonin selbst ist nicht nur ein Hormon, sondern auch noch ein Botenstoff und ein Neurotransmitter. Seine Funktionen sind also recht vielfältig. Es wird beispielsweise benötigt, um aufkeimende Muskelschmerzen zu lindern und unsere Motivation hoch zu halten.

---

9   Vgl. Feller (2007).
10   Vgl. Blaeser-Kiel (1996).

Dafür reichen 20 Minuten, um für 12 Stunden gute Laune zu behalten.[11] Dabei ist die Sportart unerheblich. Was zählt, ist die Intensität der Bewegung. Und unser Kreislauf kommt ja auch mit Tanzen zu fetziger Musik in Schwung, richtig?

Der schöne Nebeneffekt ist, dass Sie ähnliche körperliche Symptome wie bei einer Panikattacke erleben: Sie schwitzen, Ihr Herz schlägt schneller, Ihr Atem wird flacher. Und doch erfahren Sie, dass diese Reaktionen vollkommen natürlich sind – nichts, was Sie ängstigen müsste. Im Gegenteil sind das lauter Anzeichen Ihrer Lebendigkeit.

Je nach Ausprägung Ihrer Angst, ob es sich um eine niedriggradige Form handelt oder bereits eine Angsterkrankung ist, kann es sein, dass die natürliche Erhöhung Ihres Serotoninspiegels nicht ausreicht, um ganz angstfrei zu werden, da die Aufnahme des Botenstoffes im Gehirn behindert sein kann. In diesem Fall sprechen Sie bitte mit Ihrem Arzt oder Therapeuten über die passende Kombination aus Bewegung, Ernährung und eventueller Medikamente.

---

11   Vgl. Sibold; Berg (2010).

7. Positive Psychologie

Glückliche Menschen leben länger.
Doch wie können Sie dorthin kommen, sich durchgängig glücklich zu fühlen?

Kann man sich einfach glücklich denken?

Die positive Psychologie erreicht das, indem sie nicht die Aufarbeitung der belastenden Themen in den Mittelpunkt der Therapie stellt, sondern die Frage, wie die Patienten gute Gefühle in sich selbst wachrufen und halten können.[12] Dazu zählen Tools, die heute vielfach auch von „ganz normalen" Menschen angewendet werden, wie das Dankbarkeitstagebuch oder die fingierte Grabrede über sich selbst. Damit realisieren wir immer mehr, von welchem Glück und welcher Fülle wir umgeben sind, sodass wir sie irgendwann unweigerlich auch in unser Leben hineinlassen. Außerdem konzentrieren wir uns immer mehr auf unsere Stärken.

Da wir in unserer Leistungsgesellschaft vorrangig an unseren Schwächen und unseren Fehlern schrauben, tut es sehr gut, sich auf das zu besinnen, was wir (ohnehin) schon richtig gut können. Dabei merken wir, wie wenig wir das, was uns leichtfällt, wertschätzen können. Doch genau hier liegt unser volles Potenzial. Die Schwächen eliminieren zu wollen ist dagegen ein Fass ohne Boden – und kann uns derart zermürben, dass Angst und Sorgen eine natürliche Reaktion sind. Das Ziel ist dabei, immer ein wenig am Rande seiner Möglichkeiten zu stehen, denn Herausforderun-

---

12   Vgl. Seligman (2015).

gen reizen uns, ihre Bewältigung macht uns stolz und glücklich. Mit diesem Wissen gilt es nun, die richtige Balance zu finden, damit wir uns eben nicht überfordert fühlen, andernfalls nehmen die Versagensängste wieder überhand.

Zu unserem Glück gehört neben unseren persönlichen Fähigkeiten auch der Kontakt mit anderen Mitmenschen. Je freier wir im Umgang mit anderen werden, desto besser wird unsere Laune. Der Austausch belebt uns. Wir können zusammen lachen und weinen. Wir können uns gegenseitig unterstützen und uns in das Leben und die Gefühle der anderen mit hineinnehmen lassen. Diese Lebendigkeit gehört einfach zu einem positiven Lebensgefühl dazu.

Welche der aufgeführten Methoden spricht Sie nun besonders an? Was werden Sie als erstes angehen? Jeden Abend 3-5 Dinge aufschreiben, für die Sie dankbar sind? Und 3-5 Dinge, auf die heute stolz sind? Den nächsten Mädels- oder Jungs-Abend organisieren? Endlich wieder eine Runde Karten spielen, gemeinsam joggen gehen oder einfach nur quatschen? Warten Sie nicht zu lange mit Ihrer Entscheidung!

8. Journaling

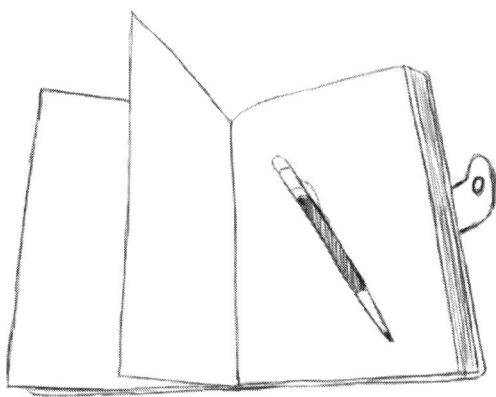

Die etwas andere Form des Tagebuchschreibens hilft dabei, aus dem Erlebten neue Erkenntnisse über sich selbst zu gewinnen und peu à peu seine Sicht auf das Leben zu verändern. Der einfache Grund ist, dass wir uns selbst mit der Zeit immer besser verstehen. Dadurch wächst unsere Selbstsicherheit. Wir reagieren bewusster auf das, was uns begegnet. Wir schätzen Situationen und unser Empfinden dabei klarer ein. In diesem Sinne ist das (möglichst) tägliche Schreiben für sich selbst ein wichtiger Meilenstein im Rahmen der Selbstfürsorge.

Mit dem Journaling durchbrechen wir in erster Linie unser Gedankenkarussell, weil uns das Schreiben dazu zwingt, klar zu formulieren. So können wir uns die einzelnen Situationen, die Angst und Sorgen bei uns ausgelöst haben, genau untersuchen und herausfiltern, was uns wirklich getriggert hat. War es vielleicht die Mimik unseres Partners, die dazu geführt hat, dass wir seinen Satz (schon wieder) in den falschen Hals bekommen haben und uns von ihm abgelehnt gefühlt haben? Wie können wir beim nächsten Mal besser damit umgehen? Vielleicht indem wir kurz nachfragen, ob er uns wirklich einen Vorwurf mit seiner Aussage macht? Oder ob wir das vielleicht falsch interpretiert haben? Wenn das der Fall ist, woran liegt das dann? Erinnert uns dieses Hochziehen der Augenbraue vielleicht an frühere unangenehme Situationen? Und so können wir immer tiefer in die Situation einsteigen, wobei wir niemandem Vorwürfe machen müssen. Wir bringen einfach Licht ins Dunkel und realisieren, wie viele Annahmen an unserer eigenen Vorstellungskraft und vorschnellen Deutung liegen. Wenn dem so ist, können wir auch – im Sinne der Emotionsregulierung – Alternativen entwickeln, wie wir in Zukunft mit einer ähnlichen Situation umgehen möchten.

Eine wissenschaftliche Studie aus dem Jahr 2018 belegt, wie sich die Symptomatik von Angstpatienten durch das Journaling bereits innerhalb von vier Wochen verbessert.[13] Der Grund liegt wohl auch darin, dass sich die Patienten beim Schreiben ihre Gefühle und Gedanken erlauben, anstatt sie wegzudrücken, wie sie es im Alltag wohl eher tun würden, um weniger aufzufallen und ihren Mitmenschen weniger zur Last zu fallen. Doch was wir wegdrücken, kommt an anderer Stelle wieder hoch, denn unser Unterbewusstsein vergisst nicht. Besser also, sich den Gefühlen zu stellen – auch den unangenehmen.

Ich möchte Sie daher dazu einladen, das Journaling zu beginnen, in dem Sie sich mit Ihren Gefühlen auseinandersetzen. Was hat welche Gefühle hervorgerufen? Und vergessen Sie dabei auf keinen Fall die schönen Gefühle. Was würden Sie gern anders machen? Wovon hätten Sie gern mehr? Wie stellen Sie sich Ihr Traumleben vor? Wie würden Sie heute handeln, wenn Sie bereits Ihr Traumleben leben würden?

---

13   Vgl. Smyth; Johnson; Auer et al. (2018).

In therapeutischen Maßnahmen mit Angstpatienten wird oft ein sog. Angsttagebuch verwendet, das tabellarisch die Situation der Panikattacke festhält, um schließlich im Gespräch eine andere Verhaltensstrategie zu erarbeiten. Vielleicht ist dies für Sie für den Einstieg in das Journaling ebenfalls hilfreich.[14]

---

14   Ein Beispiel dafür finden Sie unter: https://www.neuraxwiki.de/artikel/details/489_Angsttagebuch.html

9. Die Zeitleiste

Dies ist eine schöne Übung, bei der Sie die harten Fakten auswerten. Ihre guten Zeiten. Das können Sie gern ganz groß gestalten und an einen Platz hängen, den Sie immer gut sehen können. Sie werden sehen, die Zeitleiste wird Ihnen immer wieder ein Lächeln ins Gesicht zaubern.

Verwenden Sie dafür bitte ein großes Blatt Papier, einen schwarzen und drei bunte Stifte sowie ein Lineal. Jetzt zeichnen Sie eine Zeitleiste ein, beginnend von Ihrer Geburt bis heute. (Sie können den Zeitstrahl auch kürzer wählen, doch wissen Sie das vielleicht erst am Ende der Übung.) Markieren Sie mit der ersten Farbe bedeutende Ereignisse in Ihrem Leben. Ergänzen Sie anschließend mit der nächsten Farbe die Qualitäten und Eigenschaften, die Sie dafür benötigt oder dadurch dazugewonnen haben. Mit dem dritten Stift geben Sie noch die Personen an, die Sie jeweils unterstützt haben.

Beispiel:
Geburt, Licht der Welt erblickt, Lebenswille, Liebe, Zuversicht, Mama und Papa
Einschulung, Wissbegierde, Freundschaften, soziales Miteinander, Mama und Frau Lehrerin
Schulwechsel, Mut, Vorsicht, Beobachtungsgabe, Ehrgeiz, Fritz, Onkel Tom und Herr Lehrer
Schulabschluss, Stolz, Beharrlichkeit, Durchhaltevermögen, Eigenständigkeit, Lisa, Petra, Pascal, Herr Lehrer
etc.

Sie können auch andere Ereignisse nehmen, wie einen schönen Urlaub, eine Liebeserklärung, den ersten Kuss, einen Tandemsprung, das goldene Tanzabzeichen. Oder sich auf Situationen konzentrieren, in denen Sie anderen Menschen auf besondere Weise beigestanden haben, etwa als Begleiter durch eine schwere Krankheit oder beim Verlust eines nahestehenden Menschen, bei der Eingewöhnung Ihres Erstgeborenen in den Kindergarten, oder das Jahr, das Ihre Tochter als Schülerin im Ausland verbracht hat.

Blicken Sie dabei auf die Erlebnisse, die Sie gut bewältigt haben, und konzentrieren Sie sich auf die Fähigkeiten und Charakterstärken, die Ihnen dabei geholfen haben. Daraus können Sie anschließend ableiten, welche Kräfte auch heute noch in Ihnen wohnen und die Sie weiterhin nutzen können.

10. Konsum von Medien

Was hat der Konsum von Medien mit Ihren Ängsten zu tun, fragen Sie sich jetzt vielleicht. Zunächst geht es einfach darum, dass Sie dadurch von außen mit Informationen konfrontiert werden, deren Inhalte Sie nicht aktiv bestimmen. Sie hören und sehen also Beiträge, die von anderen für wichtig gehalten werden. Und oftmals sind dies aufsehenerregende Geschichten, die sich nicht um schöne Erlebnisse drehen, sondern um schreckliche. Selbst die Nachrichten, die uns vorgeblich mit Fakten versorgen, treffen eine Vorauswahl aller möglichen Ereignisse des Tages. Und auch bei ihnen dominieren die negativen Meldungen. Achten Sie mal ein paar Tage lang darauf, welche Stimmung damit erzeugt wird und wie es Ihnen damit ergeht. Besonders Bilder beeindrucken uns nachhaltig. Vielleicht hilft es Ihnen, Ihre gute Laune zu bewahren, wenn Sie auf die Nachrichten im Fernsehen verzichten und die News nur noch aus dem Radio erfahren. Es gibt kritische Menschen, die ganz auf das Fernsehen verzichten, weil sie die Kriege in dieser Welt nicht in ihr Wohnzimmer lassen möchten. Entscheiden Sie selbst, ob Sie über Dinge informiert werden möchten, die Sie ohnehin nicht beeinflussen können, die aber Ihre Lebensfreude stark beeinträchtigen können.

Wenn Sie ein Thema besonders triggert, sammeln Sie dazu möglichst Informationen von verschiedenen Richtungen, um sich ein ausgewogenes Bild zu machen. Entscheiden Sie bewusst, wie tief Sie einsteigen wollen. Machen Sie sich klar, was Sie mit all der Informationssuche erreichen möchten. Auch hier liegt die Gefahr darin, sich zu versteifen und sich in die Angstfalle zu verstricken. Dies ist vielen Menschen in den vergangenen anderthalb Jahren so passiert, allein weil die politischen Botschaften mit den Vorgaben der Regierung nicht im Einklang waren. Die Gefahr der Pandemie wurde allerorten diskutiert und mit Zahlen belegt, doch die Regelungen für den Lockdown orientierten sich an den Bedürfnissen der besonders gefährdeten Personen, an den Kapazitäten der Krankenhäuser sowie an der wirtschaftlichen Belastbarkeit unterschiedlicher Interessengruppen gleichermaßen. Daraus ist ein intellektuell nicht nachvollziehbares Konglomerat an Maßnahmen entstanden, das bei vielen Menschen eine noch größere Verunsicherung hervorgerufen hat als die Pandemie als solche. Auch im Vergleich mit anderen Staaten konnten wir gut erkennen, dass durch diese Vielschichtigkeit der Bedürfnisse ein in der Tiefe nachvollziehbares Vorgehen der politisch Verantwortlichen schlicht kaum erreichbar ist. Was aber bleibt ist Verwirrung – und Angst.

Wie können wir damit umgehen?

Möglichst frei von Emotionen schauen, was uns wirklich betrifft. Wie sehr sind wir gesundheitlich vorbelastet? Wie ist es um unsere unmittelbaren Mitmenschen bestellt? Wie sieht mein Weg zur Arbeit aus? Wo besteht die reale Gefahr, mich anzustecken? Hilft mir die Impfung weiter? Gibt es hierbei medizinische Gründe, die dagegensprechen? Was, wenn ich an Covid erkranke? Was, wenn ich Impfschäden in Kauf nehmen muss? Die Regelungen können wir nicht ändern. Aber wir können unseren gesunden Menschenverstand im Miteinander walten lassen. Und wir können überlegen, inwieweit wir uns von den Regelungen emotional einschränken lassen.

Trotzdem zeigt die Pandemie, wie wichtig unsere Angst ist, denn sie mobilisiert uns, alles in die Wege zu leiten, damit möglichst wenig Leid entsteht. Nur kann die Angst auch dazu führen, dass wir uns isolieren und dann mehr leiden als notwendig.

Zusätzlich zu den offiziellen Medien wie Radio und Fernsehen werden Sie sicherlich Ihre Kontakte über die sozialen Medien pflegen. Prüfen

Sie auch hier, ob Ihnen das guttut. In diesem Fall geht es vielleicht weniger um negative Erfahrungen, sondern vielmehr um eine geschönte Darstellung des realen Lebens. Vielleicht erzeugt auch das in Ihnen das Gefühl, nicht mithalten zu können. Vielleicht wächst so eine Angst vor Ausgrenzung und Einsamkeit. Setzen Sie dem bewusst reale Bilder entgegen, indem Sie sich mit Freunden treffen und Zeit in der Natur verbringen. Überzeugen Sie sich selbst davon, wie schön das Leben ist, und wie fröhlich es sein kann, einfach Mensch zu sein.

11. Soziale Kontakte

Gegen die Angst helfen soziale Kontakte. Verbringen Sie möglichst viel Zeit mit Ihren Liebsten, mit der Familie und im Freundeskreis. Lassen Sie sich dazu anstiften, abwechslungsreiche Unternehmungen zu planen, ein Hobby wieder aufzunehmen oder ein neues zu beginnen – um immer öfter auf andere Gedanken zu kommen und immer mehr das Leben zu genießen.

Was könnte noch passieren, wenn Sie sich Ihren Freunden und Bekannten anvertrauen? Diese könnten sich verpflichtet fühlen, Sie in für Sie schwierigen Situationen zu begleiten. Aber seien Sie mal ehrlich. Was würde dann passieren, wenn Sie das nicht täten? Dann würde Ihre Angst bleiben. Sie würden nicht erfahren, dass Sie trotz Ihrer Angst beispielsweise Fahrstuhl fahren können. Nutzen Sie diese Unterstützung aber bitte nur, um Schritt für Schritt mit Ihrer Angst umgehen zu lernen. Reden Sie mit Ihren Freunden und Bekannten offen darüber, wie sie Ihnen helfen können und wo Ihre Grenzen sind. Übernehmen Sie die Führung. Nur dann gelingt Ihnen die Selbstführung auch hinsichtlich Ihrer Angst immer besser.

12. Neue Routinen

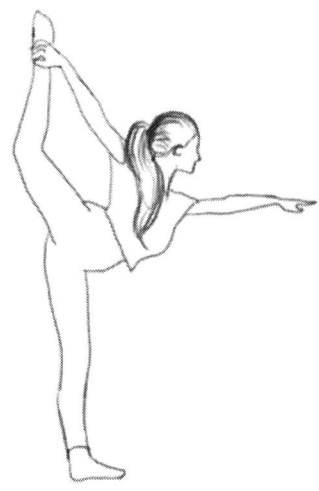

Bei der Frage nach neuen Routinen geht es um eine weitere Methode, unser Denken und unser Handeln zu ändern. Wenn wir bei
unseren Routinen ansetzen, verwenden wir damit ein besonders macht-
volles Instrument, denn Routinen entlasten uns und brauchen weniger
Energie als Dinge, die mit denen wir noch nicht so gut eingespielt sind.
Dies ist gleichzeitig die Herausforderung: alte Muster aufzubrechen und
neue anzulegen braucht Willenskraft und Disziplin. Da wir jedoch eine
bessere Lebensqualität frei von Ängsten und Sorgen erreichen möchten,
ist die Belohnung für diese Kraftanstrengung hoffentlich groß genug.

Wer unmittelbar auf seine Emotionen reagiert, funktioniert quasi wie
auf Autopilot. Dabei handelt es sich um eine gedankliche Routine. Das

eine passiert, das andere folgt. Wollen Sie diese Routine ändern, müssen Sie zunächst erkennen, was Ihr rasches (unüberlegtes) Handeln auslöst. Anschließend müssen Sie neu wählen, wie Sie denn eigentlich reagieren möchten. Bereits die Erkenntnis, was uns so beunruhigt, ist ja der erste Schritt zur „Besserung". Wenn wir das wissen, können wir umdisponieren.

Nehmen Sie zum Beispiel Ihre Kollegin, die immer wieder mit Aufgaben an Sie herantritt, die – so glauben Sie – sie selbst nicht erledigen möchte, und jetzt einen Dummen sucht – nämlich Sie. Obwohl Sie sich darüber sehr ärgern, scheuen Sie sich, diese Aufgaben abzulehnen. Die Kollegin versteht sich schließlich gut mit Ihrem gemeinsamen Vorgesetzten und ist zudem viel schlagfertiger als Sie. Gleichzeitig wissen Sie inzwischen gar nicht mehr, wie Sie eigentlich Ihr eigenes Arbeitspensum erledigen sollen. Ihr Partner wundert sich schon, warum Sie abends immer später nach Hause kommen, und am Wochenende haben Sie auch keine Lust mehr, in Haus und Garten etwas zu erledigen. Noch mehr Aufgaben und Aufgaben und Aufgaben.

Nun wissen Sie also, dass es das Verhalten Ihrer Kollegin ist, das Sie triggert. Gleichzeitig ärgern Sie sich über sich selbst, weil Sie sich nicht trauen, den Mund aufzumachen. Bevor es aber eskaliert, bürden Sie sich immer mehr auf – der Unfrieden kommt allerdings zuhause doch auf den Tisch. Sie wollen also etwas ändern und raus aus Ihrem inneren Flucht-Modus.

Malen Sie sich nun bitte aus, wie Sie es gerne hätten. Sagen Sie sich: „Meiner Kollegin kann ich frei heraus sagen, dass ich heute und bis zum Ende der Woche keine weiteren Aufgaben mehr übernehmen kann. Dabei kann ich sie anlächeln, denn ich weiß, dass ich meine Sachen gut mache und stolz auf mich sein kann. Weil ich so selbstbewusst, bestimmt und gleichzeitig freundlich bin, kann sie nichts weiter tun, als mir viel Erfolg zu wünschen und sich nach einem anderen Abnehmer umschauen (oder es selbst machen)." Schreiben Sie sich auf, was Sie durch dieses Verhalten an Vorteilen gewinnen. In unserem Beispiel gewinnen Sie Ihre Zeit wieder für sich zurück. Sie erfahren Respekt von den Mitarbeitenden. Ihr Privatleben entspannt sich wieder. Mögliche körperliche Beschwerden aufgrund der vielen Mehrarbeit werden zurückgehen. Sie werden eventuell wieder mehr Sport treiben und sich mit Freunden treffen.

13. Im Hier und Jetzt sein

Das Hier und Jetzt ist vielleicht in Ihren Augen ein Modebegriff. Doch ich kann Ihnen sagen, es ist so befreiend, nur den Augenblick wahrzunehmen – und zu genießen. Die Vergangenheit können wir nicht mehr ändern, nur noch anders interpretieren. Und die Zukunft können wir nur hier und jetzt gestalten, indem wir den Samen für eine gute Zukunft ausstreuen.

Im ersten Moment gehört es dazu, alle Gefühle anzunehmen, die gerade da sind. Denn wie gesagt gehören die Gefühle zu uns, um uns zu unterstützen. Sie zeigen uns unseren Weg. Dafür dürfen wir ihnen dankbar sein und sie anerkennen. So ist Angst eine natürliche Reaktion auf eine Gefahr oder eine Bedrohung. Wenn Sie die Angst benennen, wird es ebenfalls leichter, sie anzunehmen, ohne sich von ihr überrollen zu lassen. Mit einem „Okay, jetzt habe ich Angst." können Sie genauso handlungsfähig bleiben wie bei Hunger oder Durst zum Beispiel. Vielleicht möchten Sie Ihr Gefühl auch aufschreiben und sich währenddessen überlegen, was Sie jetzt tun könnten. So bringen Sie Linearität in Ihre Gedanken. Oftmals ist eigentlich gar nichts zu tun, denn heutzutage sind wir ja nur noch in seltenen Fällen realen Gefahren ausgesetzt. Also können wir dann beschließen, was wir unternehmen – ganz frei von negativen Emotionen. Vielleicht erledigen Sie jetzt etwas, das Ihnen leichtfällt und ohnehin getan werden wollte, wie die Ablage einsortieren oder mit dem Hund rausgehen. Fällt Ihnen nichts ein, stellen Sie sich eine Aufgabe, auf die Sie sich konzentrieren müssen. Das hält Ihren Kopf frei von dem ganzen Wirrwarr. Spüren Sie Ihrem Atem nach, malen Sie ein Mandala aus oder stellen Sie sich ans geöffnete Fenster und zählen Sie die roten Autos, die vorbeifahren. Wir müssen nicht immer etwas Sinnvolles tun, wir dürfen manchmal auch einfach nur sein.

14. Sprechen Sie sich selbst gut zu!

Sind wir nicht selbst unser größter Kritiker? Haben Sie schon einmal überlegt, was für ein perfides Sabotage-Programm da in uns abläuft? Und zu unserer Selbstkritik kommt oft noch die Überlegung hinzu, wie schlecht uns die anderen sehen.

Wenn wir nun immer wieder unseren Angstgefühlen ausgesetzt sind, nagt das ja schon sehr an unserem Selbstbewusstsein. Die Gedankenspirale dazu verläuft ja oft sehr abwertend. Wir bestätigen uns dann selbst, dass wir schon wieder versagt haben. Und beim nächsten Mal bestätigen wir uns, dass wir recht hatten. Wir sind eben einfach nicht lebensfähig.

Was wäre, wenn Sie sich dazu entscheiden würden, Ihr größter Fan und Ihre beste Unterstützung zu sein? Gerade in diesen besonders schwierigen Situationen? Sprechen Sie sich selbst Mut zu, wenn sich die Angst ankündigt. Und loben Sie sich, wenn Sie sie überstanden haben. Sie werden nicht nur merken, wie gut sich das anfühlt, sondern auch, wie schnell Ihre Angst dadurch immer kleiner wird. Der wirklich stärkende Nebeneffekt dabei ist aber, dass Sie dem Zuspruch Ihrer Freunde und Bekannten jetzt viel eher glauben, wenn die dasselbe zu Ihnen sagen wie zu sich selbst.

Üben Sie zu Beginn vor dem Spiegel Sätze wie „Ich bekomme das hin." – „Es war doch schon mal viel schlimmer." – „Ich stehe mir bei." – „Ich bin nicht allein." Lächeln Sie sich an und wiederholen Sie die Sätze so lange, bis Sie spüren, dass Sie in Ihnen angekommen sind, und bis Sie sie wirklich glauben. Dann entfalten sie ihre ganze Kraft.

15. Kleine Schritte!

Die Panikattacke rollt an und schon sind Sie wieder übermannt. Nein, so ist es ja nicht jedes Mal, wenn Sie Angst haben oder sich Sorgen machen. Es gibt da die größeren und die kleineren Dinge, die schwierigeren oder die leichteren Situationen. Weiter oben hatte ich erwähnt, dass es wichtig ist, dass wir uns unseren Ängsten stellen, um zu erleben, wie harmlos die angeblichen Gefahren in den allermeisten Fällen sind. Hier kommt nun der Plan dazu, wie Ihnen das gelingen kann. Denn wenn Sie Höhenangst haben, sollten Sie nicht gleich vom 10-Meter-Brett springen. Das könnte sich wirklich nicht gut anfühlen.

Machen Sie sich also eine Liste Ihrer Ängste. Lassen Sie sich dafür ein paar Tage Zeit. Es kann sein, dass Ihnen so spontan gar nicht alles einfällt, weil wir ja die negativen Dinge auch gern verdrängen.

Dann sortieren Sie Ihre Liste nach dem Schweregrad der Angst. Das ist natürlich ganz individuell. Vielleicht ist dem einen nur leicht mulmig, wenn er nachts allein durch die Stadt läuft und für den anderen ist das eine große Herausforderung. Vielleicht traut sich der eine nicht einmal einen Raum mit einer Spinne zu betreten, für den anderen aber ist es nur schwierig, sie einzufangen und auszusetzen. Für den einen ist die Vorstellung, eine Spritze zu bekommen, schon eine große Qual, für den anderen wird es erst unangenehm, wenn ihm Blut abgenommen wird.

Haben Sie Ihre Liste sortiert, können Sie anfangen. Natürlich nicht ohne weiteren Plan, wann was genau passiert. Wann Sie sich in die Situation begeben, vor der Sie normalerweise Angst haben und wie Sie reagieren werden. Wie oft Sie die Übung für sich wiederholen werden, bis Sie wissen, dass Ihnen diese spezielle Aktion nichts mehr anhaben kann. Und schließlich, wie Sie sich feiern werden, wenn Sie das erste, zweite, dritte Häkchen setzen können. Vergessen Sie das Feiern auf gar keinen Fall. Das wird Sie sehr motivieren, weiterzumachen. Und Sie werden sich irgendwann freuen, trotz Flugangst nach Mallorca (oder wohin auch immer) zu fliegen – einfach, weil Sie es können!

16. Selbstzweifel überwinden

Wenn wir so von unseren Ängsten und Sorgen gebeutelt sind, dann gesellen sich dazu ja noch einige andere unschöne Gesellen. Zweifel, Gereiztheit, Konzentrationsschwäche, Mattigkeit wären da zu nennen. Außerdem geht es uns auch körperlich nicht gut, weil wir nicht mehr so gut schlafen, uns vielleicht schlechter ernähren und weniger bewegen. Und damit wird auch unser innerer Kritiker immer lauter. Wie sollen wir denn in dem Zustand überhaupt noch etwas schaffen? Wie recht er hat, bestätigen wir uns Tag für Tag aufs Neue. Und weil sich dann auch unser Umfeld von uns abwendet – wer will denn mit so jemandem noch zu tun haben – bestätigen auch unsere Freunde und Bekannte, dass etwas mit uns nicht stimmt.

Hier heißt es: STOPP! Das ist natürlich alles völliger Unsinn. Nur weil Sie Angst haben und sich Sorgen machen, sind Sie nicht weniger wertvoll als alle anderen Menschen. Diese Gefühle überlagern nur all Ihre Stärken. Sie dürfen diese jedoch wieder zeigen.

Wie kann Ihnen das gelingen?

Reden Sie sich gut zu. Vergegenwärtigen Sie sich, was Sie bereits an großen und an kleinen Dingen geschafft haben und bestätigen Sie sich für jede neue Handlung: „Das schaffe ich." Unter dieser Annahme gelingt Ihnen noch viel mehr. Sie werden es sehen!

Übernehmen Sie die Verantwortung für das, was in Ihrem Leben passiert. Alle Dinge, die guten und die schlechten, die in unserem Leben passieren, haben etwas mit uns zu tun. Wenn wir eine schlechte Arbeit abgeliefert haben, suchen wir normalerweise nach Argumenten, die wir als Entschuldigung oder Verteidigung anführen können. In den meisten Fällen handelt es sich dabei jedoch – wenn wir ganz ehrlich sind – um Ausreden. Wenn wir es wirklich gewollt hätten, hätten wir die Stolpersteine und Hürden aus dem Weg räumen bzw. überwinden können. Dazu gehören ab jetzt auch Ihre Angst und Ihre Sorgen. Geben Sie diesen Gefühlen nach, bleiben Sie unter Ihren Möglichkeiten. Dauerhaft untergräbt das Ihr Selbstwertgefühl. Lassen Sie das bitte nicht zu Nutzen Sie diese Gefühle stattdessen als Gelegenheit zu wachsen.

In vielen Situation tun wir das, von dem wir denken, dass es getan werden muss. Und damit schlüpfen wir in eine Rolle, die unter Umständen nicht unsere ist. Wenn wir das dazugehörige Rollenbild von jemand anderem abgenommen haben, dann fühlt sich das auf Dauer nicht richtig an. Vielleicht orientieren Sie sich an Ihrem Bruder, der so viel klüger und strategischer aufgestellt ist als Sie, und haben permanent Angst, Ihr Umfeld könnte erkennen, dass Sie gar nicht so sind, wie Sie tun. Oder Sie beschenken Ihre Angebetete ständig mit den schönsten Geschenken, laden sie zum Essen ein und verwöhnen sie mit exklusiven Wellness-Wochenenden, obwohl Ihr Geldbeutel das gar nicht hergibt, weil Sie der Meinung sind, dass sie Sie sonst nicht liebt. Auch da verbergen sich die Angst vor Ablehnung, aber auch starke Selbstzweifel dahinter. Fangen Sie daher bei sich selbst an und seien Sie ehrlich zu sich selbst. Fragen Sie sich, wie Sie es sich wirklich wünschen. Welche Rolle tatsächlich zu Ihnen passt. In welcher Situation Sie wie wahrgenommen werden möchten. Und dann handeln Sie so, als ob Sie bereits diese Person wären. Falls Ihnen das noch nicht gleich gelingt, macht das nichts. Sie können sich jeden Moment wieder neu dafür entscheiden.

Checkliste

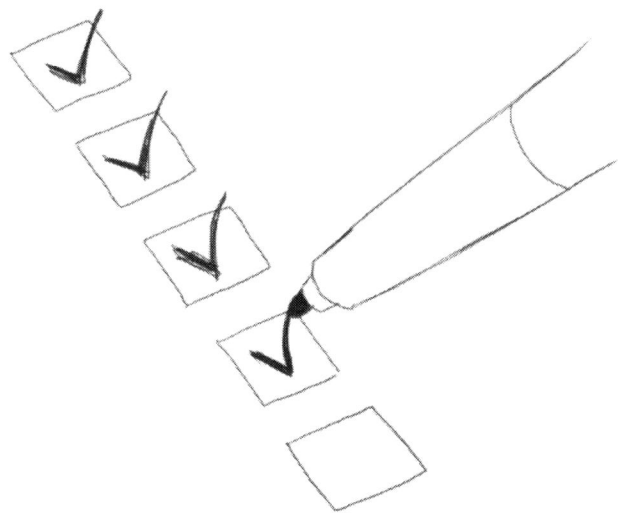

☐ Meditationen helfen Ihnen, innerlich zur Ruhe zu kommen und Kraft zu schöpfen.

☐ Fantasiereisen ermöglichen es Ihnen, sich von belastenden Erlebnissen zu befreien und sich die Welt in Ihren eigenen Farben auszumalen.

☐ Die progressive Muskelentspannung nach Jacobson stärkt Ihre Körperwahrnehmung.

☐ Spezielle Yoga-Übungen unterstützen Ihren Parasympathikus, den Teil Ihres Nervensystems, der für Harmonie und Balance sorgt.

- ☐ Atmen Sie bewusst. Nutzen Sie Zeiten der Anspannung, um wieder mehr auf Ihren Atem zu achten.

- ☐ Nehmen Sie Ihren Körper mit in das Geschehen, indem Sie sich mehr bewegen.

- ☐ Konzentrieren Sie sich auf das, was Ihnen gut gelingt, auf das, was Sie bereits erreicht haben, auf die Unterstützung, die Sie erhalten, auf all das, was Sie nutzen können. Denken Sie, wenn möglich, positiv.

- ☐ Notieren Sie sich Ihre Gedanken und Schlussfolgerungen zu Ihren Ängsten und Sorgen und leiten Sie davon ab, was Sie das nächste Mal anders machen können.

- ☐ Vergegenwärtigen Sie sich mithilfe Ihrer Zeitleiste, worin Ihre Stärken liegen und was Sie bereits alles gut geschafft haben.

- ☐ Wählen Sie bewusst, welche Informationen in Ihr Leben kommen dürfen und welche nicht.

- ☐ Treffen Sie sich so oft wie möglich mit anderen Menschen und lassen Sie sich von ihnen auch dabei unterstützen, Ihre Ängste zu überwinden.

- ☐ Wählen Sie neu. Legen Sie fest, was Sie ab jetzt anders machen möchten und üben Sie das solange ein, bis es zur Routine geworden ist.

- ☐ Nehmen Sie jede Situation als Geschenk an. Seien Sie dankbar für Ihre Gefühle.

- ☐ Werden Sie zu Ihrem größten Fan, Fürsprecher und Unterstützer.

- ☐ Konfrontieren Sie sich mit Ihren Ängsten, von der harmlosesten bis zur allerschlimmsten. Und wachsen Sie daran, sie eine nach der anderen überwunden zu haben.

☐ Holen Sie Ihren inneren Kritiker auf Ihre Seite, indem Sie sich selbst gegenüber keine Ausreden mehr zulassen und sich nicht mehr klein machen.

Schlusswort

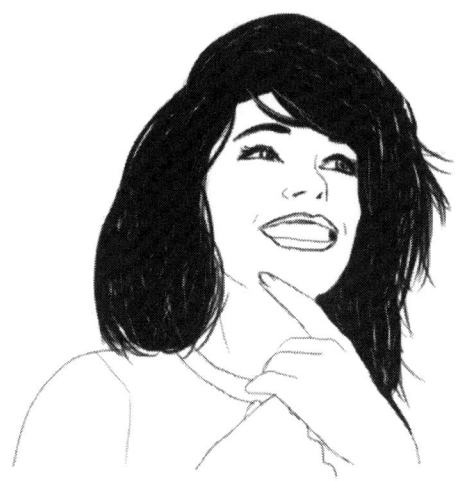

Das Ziel von Menschen, deren Leben durch ihre Ängste stark beeinträchtig ist, ist immer, ihre inneren Ressourcen wieder zu aktivieren, um nicht weiter fremdbestimmt zu leben. Das zu erreichen ist mitunter ein langer Weg, der mit der Entscheidung beginnt, etwas ändern zu wollen und sich dafür aktiv einzusetzen. Glücklicherweise gibt es heute viele Unterstützungsmöglichkeiten und eine große Offenheit gegenüber diesem Thema.

Wie so oft sind es zumeist wir selbst, die wir uns im Wege stehen und lieber eine neue Vermeidungsstrategie entwickeln, als das zu tun, von dem wir schon lange ahnen, dass es das Richtige ist. Nämlich, sich mit unserer akuten Belastung wirklich zu beschäftigen. Das tut oftmals so weh. Unsere eigenen Schwächen nicht nur zu betrachten, sondern auch noch anzunehmen ist eine echte Challenge. Doch es hat sich gezeigt, dass hier liebevolle Hartnäckigkeit die beste Haltung ist, einen neuen Weg einzuschlagen – Ihr Weg in die innere Freiheit. Denn, seien wir mal ehrlich, realen Bedrohungen sind wir kaum noch ausgesetzt in unserer hochzivilisierten Welt.

Danke

Vielen Dank dafür, dass Sie mein Buch gelesen haben.

Herzlichst,
Ihre Athina Crane

Über die Autorin Athina Crane

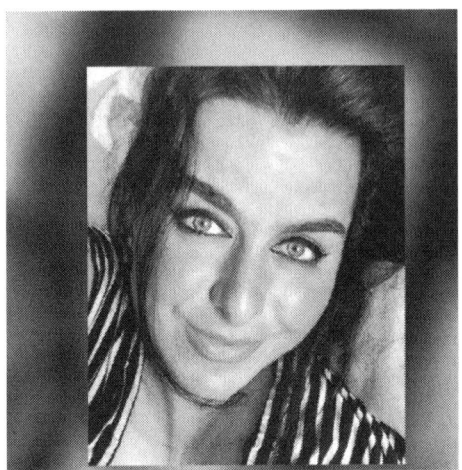

Athina Crane, erfolgreiche Unternehmerin und Autorin, verfasst regelmäßig Bücher zu den Themen „Kindererziehung" & „Psychologie". Sie ist selbst Mutter und verfügt über ein großes, psychologisches Fachwissen.

Ihr Team schätzt vor allem ihre souveräne, ehrliche Art zu führen und ihre Empathie. Mit viel Fingerspitzengefühl motiviert sie andere, große Dinge zu leisten und über sich selbst hinauszuwachsen.

„Du kannst alles schaffen, wenn du nur an dich glaubst", lautet ihr Motto.

Bereits in ihrer Jugend interessierte sich die Autorin für die menschliche Psychologie und schrieb gerne Geschichten, die sozial aktuelle Themen ansprachen sowie eine positive Einstellung zum Leben vermittelten. Außerdem zählte das Kickboxen zu einer ihrer großen Leidenschaften, wobei sie im Laufe ihrer sportlichen Karriere sogar den Schwarzgurt erlangte.

Athina lebt mit ihrer Familie und ihrem Hund in der Alpenregion und genießt es, Zeit in der Natur zu verbringen.

Über die Autorin Dr. Cordelia Eule

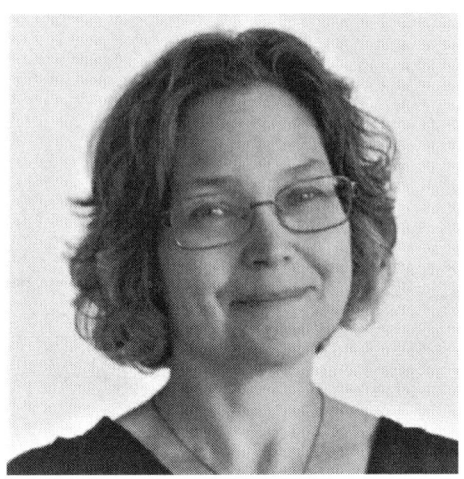

Meine große Neugierde führt mich von einem Thema zum anderen. Manche davon faszinieren mich so, dass ich mich tiefer damit beschäftigen möchte.

Daraus ist die Idee entstanden, eigene Sachbücher zu schreiben, um Sie an meiner Begeisterung teilhaben zu lassen. Ich wünsche mir sehr, dadurch nicht nur meine Welt ein wenig zu erweitern, sondern auch Ihnen die Möglichkeit zu geben, neue Erkenntnisse zu gewinnen und vielleicht Dinge anders zu machen. Denn das Leben ist schließlich ständiger Wandel und Entwicklung.

Von Hause aus bin ich klassische Archäologin. Ich habe aber nach der Phase der Familiengründung auch im pädagogischen Bereich und in der Finanzberatung Ausbildungen gemacht und Berufserfahrungen gesammelt. Inzwischen bin ich seit einigen Jahren „nur noch" am Schreiben. Darin unterstütze ich liebend gerne auch andere Menschen. Und eines dieser kleinen „Zeitvertreibe" haben Sie nun in Händen.

Über den Verlag

Der junge, moderne Verlag MELLONTIKOS wurde 2021 gegründet mit dem Ziel, seinen Leserinnen & Lesern nützliche sowie hochwertige Qualitäts-Ratgeber zu den verschiedensten Themen anzubieten, die allesamt von erfahrenen Expertinnen & Experten stammen.

Der Mehrwert der Bücher steht absolut im Vordergrund und besteht darin, clevere Lösungen leicht verständlich vorzustellen und Sie zu inspirieren.

Genau deshalb arbeitet der Mellontikos Verlag ausschließlich mit ausgewählten Schriftstellerinnen & Schriftstellern zusammen, die eine große Expertise und einen langjährigen Erfahrungsschatz vorzuweisen haben.

Diese stellt Ihnen der Verlag auf seiner Webseite persönlich vor, damit Sie sich selbst ein Bild machen können von dem hochqualifizierten und engagierten Autorenteam sowie den aufwendigen Werken.

https://mellontikos-verlag.com

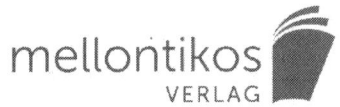

Abbildungsverzeichnis

Abbildung 1: Teufelskreis der Angst (Quelle: https://www.hogrefe.com/de/thema/teufelskreis-der-angst)

Abbildung 2: Adho Mukha Svanasana (herabschauender Hund) (Quelle: https://de.depositphotos.com/stock-photos/adho-mukha-svanasana.html?filter=all&qview=40729529=)

Literaturverzeichnis

Blaeser-Kiel, G. (1996): *Panikattacken: Serotonin gilt als Hauptverursacher*, in: Dtsch Arztebl 1996, 93(5): A-264/B-208/C-196

Bude, H. (2014): *Gesellschaft der Angst*, HIS Hamburger Edition.

Feller, R.C. (2007): *Die akut antipanische Wirkung von Sport.* Diss. Charité Berlin. dx.doi.org/10.17169/refubium-8405

Gieselmann, D.; Smailovic, A. (2017): *Atlas der Angst.* Köln, Eichborn Verlag.

Janda, K.; Wojtkowska, K.; Jakubczyk, K. et al. (2020): *Passiflora incarnata in Neuropsychiatric Disorders – A Systematic Review*, in: Nutrients 2020, 12, 3894; doi:10.3390/nu12123894

Korn, O.; Sipos, V. & Schweiger, U. (2012): *Die Metakognitive Therapie der Generalisierten Angststörung*, in: Psychotherapie 2012, 17/1, S. 119-130

Morschitzky, H. (2009): *Angststörungen. Diagnostik, Konzepte, Therapie, Selbsthilfe.* 4. Auflage. Wien, Springer Verlag

Revenstorf, D. (2006): *Wissenschaftliche Anerkennung der Hypnotherapie.* Online abrufbar unter: https://dgh-hypnose.de/cms-files/wissenschaftliche-anerkennung-der-hypnotherapie-revenstorf-1.pdf [15.11.2021]

Seligman, M. (2015): *Wie wir aufblühen: Die fünf Säulen des persönlichen Wohlbefindens.* München, Goldmann Verlag

Sibold, J.S.; Berg, K.M. (2010): *Mood Enhancement Persists for up to 12 Hours following Aerobic Exercise: A Pilot Study*, in: Percept Mot Skills 2010, 111(2): 333-42

Smyth, J.M.; Johnson, J.A.; Auer B.J. et al. (2018): *Online Positive Affect Journaling in the Improvement of Mental Distress and Well-Being in General Medical Patients With Elevated Anxiety Symptoms: A Preliminary Randomized Controlled Trial*, in: JMIR Ment Health 2018, 5(4): e11290

Wolke, M. (2017): *Resilient durch Yoga. Psychische Erkrankungen umfassend behandeln.* Mit DVD. Paderborn, Junfermann Verlag

Haftungsausschluss

Der Autor übernimmt keinerlei Gewähr für die Aktualität, Korrektheit, Vollständigkeit oder Qualität der bereitgestellten Informationen und weiterer Informationen. Haftungsansprüche gegen den Autor, welche sich auf Schäden materieller oder ideeller Art beziehen, die durch die Nutzung oder Nichtnutzung der dargebotenen Informationen bzw. durch die Nutzung fehlerhafter und unvollständiger Informationen verursacht wurden, sind grundsätzlich ausgeschlossen, sofern seitens des Autors kein nachweislich vorsätzliches oder grob fahrlässiges Verschulden vorliegt. Alle Angaben wurden vom Autor mit größter Sorgfalt und nach bestem Wissen und Gewissen recherchiert oder spiegeln seine eigene Meinung wider. Der Inhalt des Buches passt möglicherweise nicht zu jedem Leser und die Umsetzung erfolgt ausdrücklich auf eigenes Risiko. Es gibt keine Garantie dafür, dass alles genau so, bei jedem Leser, zu genau den gleichen Ergebnissen führt. Der Autor und/oder Herausgeber kann für etwaige Schäden jedweder Art aus keinem Rechtsgrund eine Haftung übernehmen.

Der Autor hat bei der Erstellung dieses Buches sämtliche Informationen und Ratschläge mit Sorgfalt recherchiert und geprüft. Sie ersetzen jedoch keinen medizinischen Rat. Daher erfolgen alle Angaben ohne Gewähr. Verlag und Autor übernehmen keine Haftung für Schäden oder Nachteile, die sich aus der Umsetzung der in diesem Buch dargestellten Inhalte ergeben. Der Leser erkennt dies an. Sollten Sie unter Erkrankungen leiden oder sich unsicher sein, ob die Informationen und Techniken, aus diesem Buch, auch für Sie geeignet sind, dann suchen Sie vorab bitte unbedingt einen erfahrenen Arzt oder Heilpraktiker auf.

Urheberrecht

Printed in Poland
by Amazon Fulfillment
Poland Sp. z o.o., Wrocław

94260411R00085